知的生きかた文庫

血流を改善すると たった1分で耳がよくなる！

今野清志

三笠書房

プロローグ

「難聴」はよくなります！今からでも遅くありません

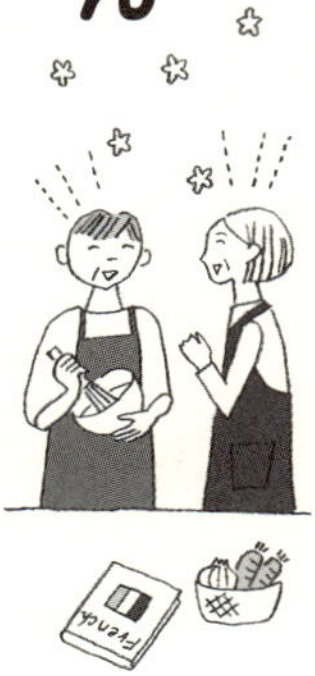

「あ、チャイムの音が聞こえる！」
「ふたたび、かわいい孫の声が聞けて本当にうれしい」
「先生、テレビの音量の目盛りが3つも下がったんですよ！」
「外を歩くのが楽になりました。車の近づいてくる音が聞こえなくて、何度も怖い思いをしましたから、本当に感謝しています」

若いころには、会うたびに、ときめく心臓の音や声の響きに会話がはずんでいたのに、お互いに60代をすぎてから、会話が成り立ちにくくなってしまったご夫婦が、おふたりそろって私の治療院に来院されました。

旦那《だんな》さんは、結婚してからこれまで30年以上も、毎朝、奥さんが朝ごはんの支度をする音で目覚めていたそうです。

トントントントン……包丁《ほうちょう》がリズミカルにまな板に当たる音やサクサクサクサクと野菜を刻む音を聞きながら、幸せな気持ちで朝を迎えていたのです。

ところが、ある朝、その音がしなかったのです。

「あれ、今日は静かだな？　誰もいないのか？」

台所にいくと、奥さんはいつもと同じように朝ごはんをつくっています。

「なんだ、いるじゃないか！」と思ったとき、自分の耳が聞こえにくくなっていたことに気づいたのです。

奥さんが自分に向かって口をパクパクさせてなにかいっていますが、まるで無音。それから、病院めぐりの日々がはじまりました。

しかし、どの病院へいっても治療法はないといわれたそうです。

そして6カ所めに私の治療院にたどり着き、数回の治療を受けました。そして聴力が改善した旦那さんは、奥さんに向かって笑顔で話しかけました。

「あ、先生の声が聞こえる、聞こえる！」

奥さんは喜びのあまりなのか、涙ぐみながら「まーあ！　あなた、ほんとうに聞こえるの？　ほんとうなの？」と何度も確認していました。

根本原因を見つけ、根っこから解消する！

はじめまして、今野《こんの》清志《せいし》と申します。私は20年以上にわたり、病院にいっても治癒しない、耳と目の不調を抱えた患者さんたちの健康を改善するためのお手伝いをしています。

本書では、**現在までに、「改善不可能」といわれた難聴の患者さんたち、**

およそ3万人の聴力を改善させた実績のあるメソッドを明かしていきます。

耳の聞こえのほか、私の手がける視力回復メソッドは、3歳の子どもから99歳の方まで、延べ5万人を超える人の視力を改善させたことで非常に評価され、数多くのメディアで取りあげられたこともあります。

医師も気づかなかった原因を見つけた！

「難聴は治らないとお医者さんにいわれた」
「何軒もの病院をめぐっているが、いい治療法がない。原因がわからない」
「薬を飲んでも全く効果がなくて、無駄にお金と時間を使っている感じ」

こんな嘆きをよく耳にするように、一般的に、難聴は、「原因不明」「治療不可能」といわれています。

しかし、本当に耳の聞こえをよくする方法はないのでしょうか？

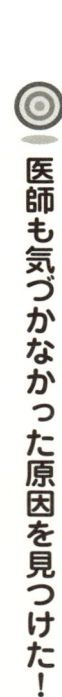

私は、困っている患者さんを救いたい一心で、十数年もの間、研究を続けてきました。医学書を読みあさり、中医学を学びに中国を訪れ、内臓、骨格、筋肉、視覚、聴覚など人体機能を根底から探り、難聴の原因を探し続けました。

そして、ついに十数年めにして〝ある原因〟に気がついたのです。

その原因を発見した瞬間、「これだ！」と深い確信が湧いてきたことを今でもはっきり覚えています。

聴力と視力のおとろえには、共通する根本原因があるとわかったのです。

そして、それを改善する体操を何人かに試してもらったところ、今まで聞き取れなかった音を感じ、「聞こえる！」と驚かれる方が続出しました。

中には、補聴器が必要なくなった方もいます。

これまで耳の不調の原因は、耳そのものや、耳の周辺、音を伝達する脳に原因があると考えられてきました。しかし、いくら耳や耳の周辺、脳に注目し、それらを治療することに専念しても、症状がなかなか改善しなかったのです。

ところが、**全身のバランス**へ目を向け、それを整えるようにしたとき、難聴の症状がみるみる改善していったのです。

つまり、難聴は、**耳とはまるで関係ないと思われている器官に、原因があったのです。**

誰もが持つ治癒力を信じて、幸せへの第一歩を踏みだそう

もしかして、あなたも難聴の原因をこう思っていませんか？

「どうせ遺伝だ、体質だ」

「きっと、年齢のせいだろう」

もしそうだとしたら、**それは大きな誤解**です。

私の開発した耳のトレーニング、略して「耳トレ」は、特に「治療が不可能」「原因不明」と医師にさじを投げられたような人にも効果があるのです。

私が治療のベースとしている中医学（82ページ参照）では、**「体の不調には必ず原因がある」「人間の体のすべての器官はつながっている」**という考えに基づいて治療に当たっています。

耳そのものに原因がないのであれば、必ずどこかほかの場所に原因があり、その原因を解消すれば症状も改善すると考えるのです。

そして血流や、気の流れ、姿勢、体内の水分量など、あらゆる面から全身のバランスをチェックし、原因と思われる乱れた部分を一つひとつ消し去ることで、症状を改善させていきます。

老人性難聴なども、老化によるものと思ってあきらめる必要はありません。

私たち人間には、まだまだ科学では解明されていない、素晴らしい力が秘められています。いくつになっても人間の体は日々疲れを癒《いや》し、修復を繰り返しています。

自分の可能性を信じる。そして、できることからはじめてみる。

本書が快適な人生を築く一助となれば、これほど幸せなことはありません。

今野　清志

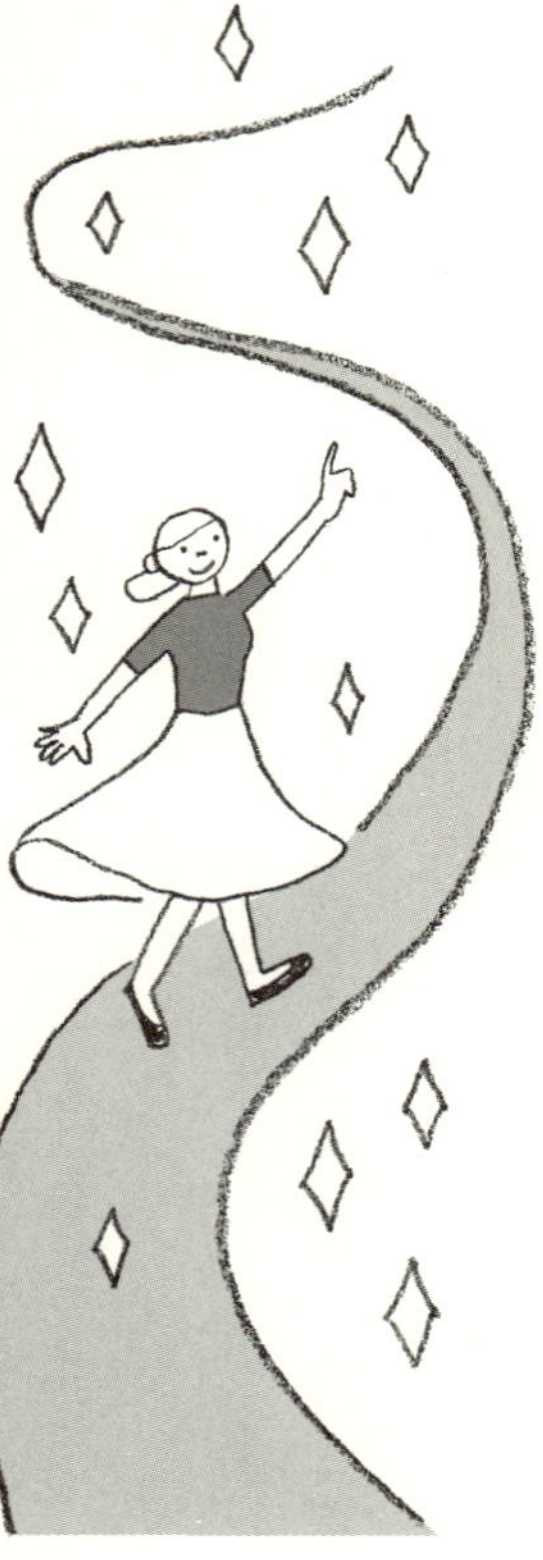

目次

第1章　知って安心！　手遅れを防ぐ耳の「あるある大事典」
——なぜ9割の人が、悪くなるまで気づけない？

第2章　耳鳴りの正体は？　音はこうして聞こえる、聞こえなくなる
——耳の仕組みと病気

第3章

医者も驚いた！「耳が悪くなる3大原因」全公開

——中医学の考え方はこんなにシンプル

第4章 1分で耳がよくなる！今野式「耳トレーニング」
――いつでも、どこでも、自分で血流改善できる

第5章 脳は、嫌いな音は受け入れない！ 耳がよくなる音楽の秘密
——心地いい音をたっぷりと♪

第6章 まいにち「耳力」アップ！体が若返る生活習慣
——食べ方、眠り、服装、耳掃除……

編集協力：天才工場／塩尻朋子本文イラスト：落合恵

第1章

知って安心！
手遅れを防ぐ耳の「あるある大事典」

——なぜ9割の人が、悪くなるまで気づけない？

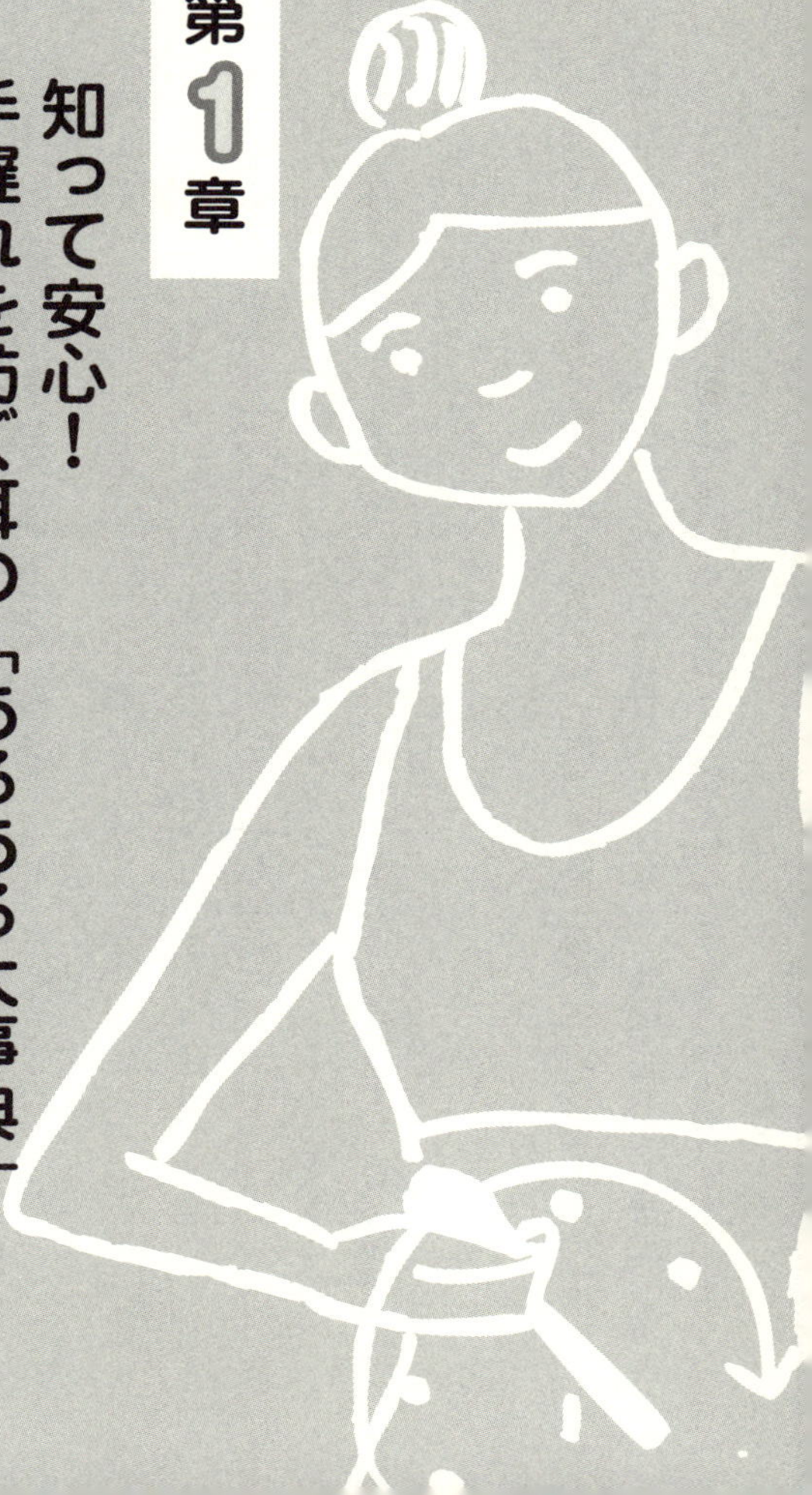

ほうっておくと、自分もまわりの人も大変に。人間関係も気まずくなる

耳の聞こえが悪いと、日常生活や仕事においてさまざまな支障をきたします。聞こえが悪ければ、当然、相手の話を聞き取りにくくなります。

知人たちとの話が楽しく盛りあがってきたところで、あるいは大事な商談中に、何度も**「え？　なんですって？　もう一度いってもらえませんか？」**と聞き返すのは気が引けます。

極端な話、何度も聞き返すうちに、「あの人は、真剣に人の話を聞いていない」、もしくは、「私が呼んだのに無視した」などと誤解されてしまい、知らないうちに人間関係に悪影響がでてしまうこともあるのが現実です。

また、耳の聞こえの悪いことを悟られたくなくて、適当な返事をすることが続けば、「理解力のない人だ」と能力を疑われてしまうこともあるでしょう。

問題は、それだけではありません。

街中を歩いていても、後ろから車や自転車が近づいてくるのに気づくのが遅くなれば、危険です。さらに、本人には悪気がなくても、テレビの音量がかなり大きくなれば、周囲の人には迷惑となってしまうでしょう。

聞こえが悪くなったときに意外と深刻なのは、他人が普通の声で話をしているだけであっても、ひそひそ話をしているように聞こえることです。その結果、被害妄想を抱いてしまい、心が悶々《もんもん》としたり、ひがみっぽくなったりします。

まわりの人は、まさか耳の不調が原因でそうした心の状態になっているとは思いもしないでしょう。

そのため、誤解が重なり、本人はだんだん孤立してしまうようなことも起こりえます。

「少しくらい聞こえづらくても、たいしたことない」「なんとなく聞こえにくいけれど、健康診断で問題なかったから大丈夫」などとほうっておくと、仕事で大事なことを聞きもらすなど、思いもよらない影響を受けることがあるのです。

予備軍は2000万人以上——近視と同じくらい身近だった

心にとめておいてほしいのは、難聴は、**「誰でもなる可能性がある、身近な症状」**だということです。

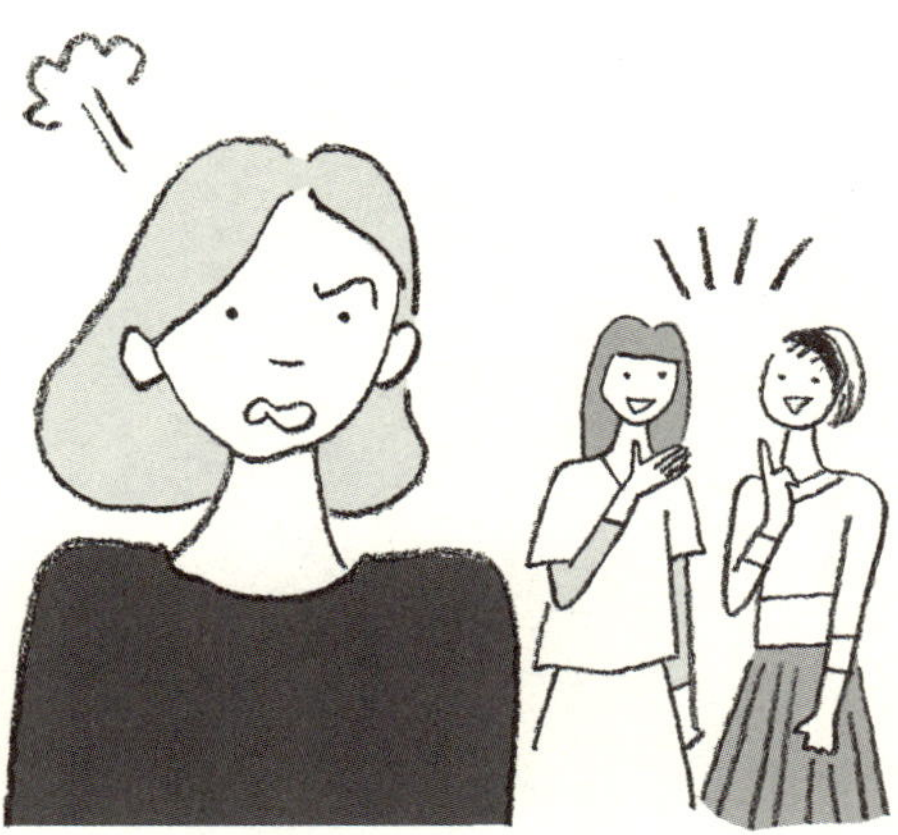

難聴というと、「音や声がほとんど聞こえなくなる重大な病気」というイメージを持つ方がほとんどです。

しかし、難聴とは、「聞こえづらい」状態を指します。

たとえてみれば**難聴は、近視や乱視などの目の症状と同じくらい身近な症状であり、誰でもなる可能性があるもの**なのです。

では、日本における、難聴の人の数は、いったいどれくらいなのでしょうか？

5年ごとに行なわれる日本の厚生

労働省の調査によると、平成23年度の聴覚障害者数は、65歳未満で6万6800人、65歳以上で17万5400人、合計すると24万2200人とあります。

しかし、これは、日本特有のかなり厳しい基準での話です。**世界のほかの国々で一般基準とされている40dB《デシベル》以上の音が聞こえない**人を難聴者とすれば、その数は、実に**2000万人を超える**といわれています。

2000万人といえば、広大な国土を持つオーストラリア全体の人口にも匹敵する数です。日本でいえば、東京都民の数、およそ1350万人よりも650万人近くも多いことになります。

こういわれると、難聴が、どれほど身近な状態か実感できますね。

しかし、**「難聴は、治療で治る可能性がある症状」**でもありますので、希望を持ってください。

今すぐやってみよう「自分でできる耳チェック」

さて、まずは、自分の耳がどのような状態か、簡単にできるチェックをしてみましょう。次の項目のうちいくつ当てはまるものがありますか？

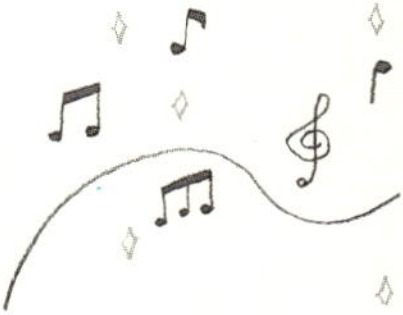

チェック① テレビのバラエティ番組を観ているときに、タレントさんが**「なんといったのか、わからない」と感じることがある。**

あるいは、「タレントやお笑い芸人は、アナウンサーと違って早口だったり、滑舌《かつぜつ》が悪かったりする人が多いから、聞き取れなくて当たり前」と思っている。それに、面白い箇所の言葉はテロップで画面に表示されるはずなので、**ちょっとくらい聞き逃しても、とくに気にしていない。**

チェック② たとえばあなたが、趣味のフラダンスのクラスの友人たちと話をしているとき、ダンスの話やよく知っている内容の話のときは、問題なく聞こえているが、友人の夫や親類など、会ったことがない、**よく知らない人の話になると聞き取りにくい、わかりづらい**と感じることがある。

チェック③ ご近所の人たちがひそひそと話をしていて、**なにをいっているのかわからないことがある。**

チェック④ 自分では「普通の大きさ」だと思っているのに、家族から**「テレビの音がうるさい」といわれたことがある。**

チェック⑤ 会話をしている相手に**「もっと大きな声で話してほしい」と思うことが増えた。**

チェック⑥　「○○さん！」と自分の名前を呼ばれていたのに、肩を叩かれるまで気づかないことがある。

チェック⑦　早口な人の話は聞き取りづらい。

チェック⑧　まわりが騒がしいと話が理解しにくい。

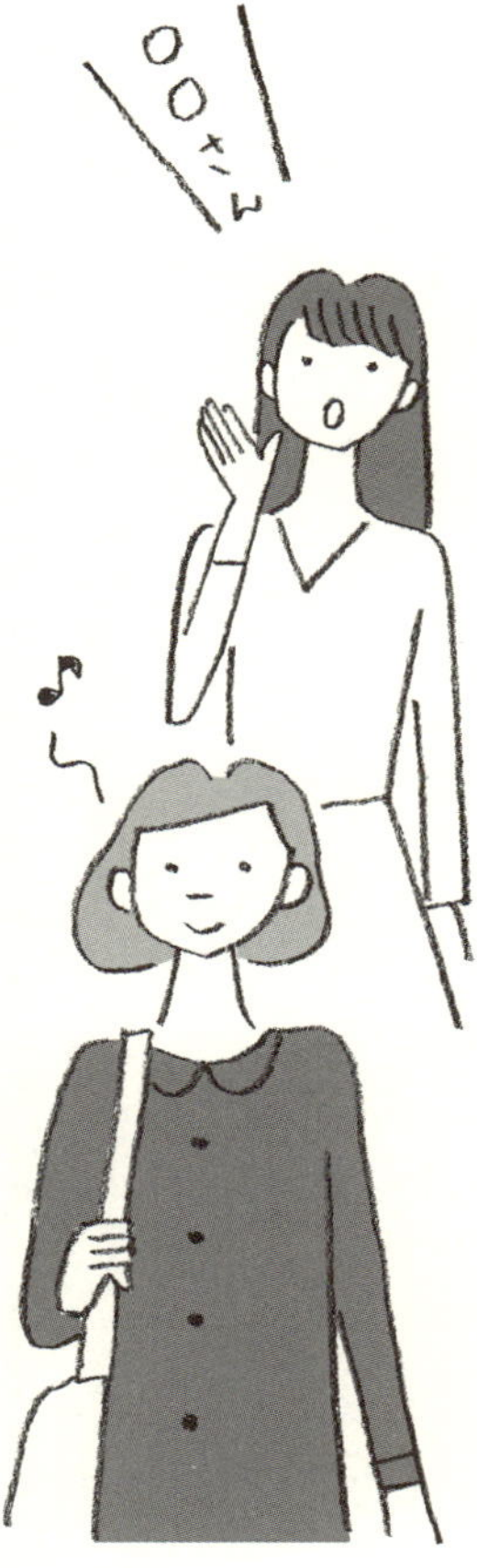

実は、これらのチェック項目にふたつ以上当てはまれば、「聴力がおとろえているサイン」です。「難聴」になりかけているかもしれません。

テレビやまわりの人の話が聞き取りづらいのも、れっきとした難聴の症状のひとつです。決して、相手のせいで、わかりづらいわけではありません。

私たちは、相手の口の動きやそれまでの文脈などから、ある程度、相手がなにをいっているのか推測することができます。

でも、それをしても聞き取れないというのは、やはり聴力がおとろえていると考えざるをえません。

「あれは、まわりがうるさかったから」「相手が早口だったから」などと、環境や相手のせいだと思って、聞こえが悪いのを放置していると、気づかないうちに、難聴はどんどん進行していきます。

難聴ってどんな症状？ 健康診断で9割の人が見逃される⁉

難聴がなかなか自覚しづらいのは、**どのくらい聞こえているかを数字であらわす検査が、視力検査ほど普及、発達していないことも原因**にあります。

「視力はいくつ？」と聞かれたら、誰でも「両眼とも1・5くらい」とか、「右は0・5、左は0・2」など、ある程度、具体的に答えられるはずです。

それを聞いた人も、「そんなにいいの⁉」「それはあまりよくないね……」などと、ある程度判断できるでしょう。

でも、「耳はどれくらい聞こえている？」と聞かれても「私は、40dB以下の音が聞こえない」などと数値で答えられる人は、ほとんどいないでしょう。

一般的な健康診断で行なわれている聴力検査は、「標準純音聴力検査」と呼ばれるものです。耳にヘッドホンを当て、オージオメータという機械から発する「ピーッ」という音が、聞こえるか聞こえないかを検査します。

この検査は、聴力に大きな問題があるかどうか、高音（４０００Hz《ヘルツ》）と低音（１０００Hz）の音を一定の大きさで聞いて、大まかに確認するだけのものです。ですから、視力の検査のように、「右耳は、４０００Hzの40dB以下の音が聞こえていませんね」などと、一人ひとりに詳しく説明はしてくれないのです。

〝これ〟が聞こえなければ、「軽度難聴」

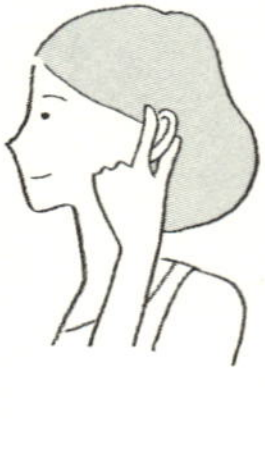

一般的な「健康診断」では、30dB以下の小さな音が聞こえれば「問題な

し」と見なされます。

では、「難聴」とされるのは、いったいどの程度の音が聞こえない場合なのでしょうか？

目安として、30～40dBの音以上しか聞こえない人は「軽度難聴」とされます。

私たちは、通常30～60dBの音の大きさで会話をしています。

話し声では、ひそひそ声に近いのが30dB、普通の声は60dBに近い大きさです。

ほかの物音は、次のような数値であらわすことができます。

20dB……木の葉が触れ合う音
30dB……ささやき声
40dB……図書館の中でする物音
60dB……普通の会話、ドアのチャイム音

70dB……掃除機の音
80dB……目覚まし時計のアラーム音、地下鉄の車内の運転音
90dB……パチンコ店の店内での音
100dB…電車が通るときのガード下の音
120dB…飛行機のエンジン音

〝この基準〟を知らなければ難聴に気づけない。ある女性の場合

さて、次に「難聴のレベル」を一覧表に示しておきます。

これはぜひ知っておいてほしいのですが、それはなぜなのか、私の治療院にいらした患者さんの例でご紹介しましょう。

何年もの間、「夫の声が大きいなあ」と感じていた40代の女性がいました。

でも、夫は、もともと学生時代に応援団員だったため、声が大きいのかもと軽く考えていたといいます。そして、「ご近所に迷惑だから、もう少し小さな声で話して」と注意するだけで終わらせていました。

ところがあるとき、住んでいる地域の無料検診の案内がきたため、夫にひさしぶりに聴力検査をしてみるようすすめたとか。

すると、なんと70dB以上の音しか聞こえず、高度の難聴になりかかっていたのです。70dBといえば、掃除機の音と同じくらいのうるささです。

この例のように、難聴がかなり進んでいても、難聴の知識がなかったり、生活の環境によっては、気がつきにくい面があります。

でも、次ページの難聴レベルの知識があれば、自分でチェックできますし、早期発見が可能になります。ぜひ、参考にしてください。

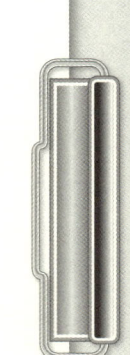

難聴レベル一覧

正常（29dB以下の音が聞こえる）

ひそひそ声が聞こえる。人が多く集まっている場所でも話をするのに困らない。

軽度難聴（30～39dB以上の音しか聞こえない）

日常生活で困ることはあまりないため、なかなか気づきにくいレベル。ただ、小さな声が聞き取りづらく、5、6メートル以上離れた場所から声をかけられると、なにか話しているのはわかっても、なにを話しているのかわからないことがある。会議などで大勢が同時に発言すると困ることがある。

中度難聴（40～69dB以上の音しか聞こえない）

相手に「もう少し大きな声で話して」と思うことが頻繁《ひんぱん》にある。テレビやステレオの音量を大きくして、まわりから「うるさい」といわれる。

高度難聴（70～89dB以上の音しか聞こえない）

耳元で話してもらわないと聞こえない。大きな声でも聞き取りにくいことがある。そのため、病院などで名前を呼ばれても気づかない、すぐそばまで車がきているのにわからないなど、日常生活に支障をきたすことが多い。

重度難聴（90dB以下の音が聞こえない）

耳元で話をされても聞こえない。大きな声で話してもなかなか伝わらない。すぐそばにいる犬の鳴き声も聞き取りづらくなる。また、工事現場などに近づいても、「うるさい」とは感じなくなる。

ひとりで悩まないでいいのです。同じ悩みを抱えた人は大勢います

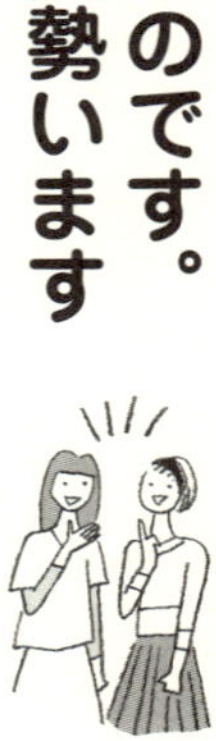

まわりも本人も気づかないうちに**難聴になっている人は、私たちが想像する以上にたくさん**います。

設計事務所で働いているある30代の男性は、会議の内容が聞き取れないことがあるたびに、会議が終わったあと、担当者に内容を確認していたといいます。

しかし、あまり何度も聞きにいくと、「まじめに仕事をしているのか!?」と疑われてしまうと思ったので、この男性は、途中からレコーダーで会議の内容を録音するようになったそうです。

しかし、それでは、会議のあとすぐに作業しなければいけない場合は間に合いませんし、家に帰ってから聞き直しているとさらに時間がかかり、仕事が遅れてしまいます。その段階にいたって自分の聴力に不安を覚え、本気で治療を考えはじめたのです。

また、訪問介護の仕事をしている50代のある女性は、患者さんの声が聞き取りづらく、なにか頼まれても理解できないことが増えていました。

患者さんから「あの人は、親身になって面倒を見てくれない」と、クレームがポツポツと入るようになり、あわてて私の治療院に駆け込んできました。

これらは、ほんの一握りの例であり、人知れず難聴に悩んでいる人は、本当に大勢います。**誰もがなりうる、ごく一般的な症状だからです。**

それなのに、どうして私たちは、「難聴は、数少ない人がなる特別な病気」などと考えてしまうのでしょうか？

その理由のひとつに、日本では聴覚障害者と認められるための基準が厳しいことがあげられます。

日本で聴覚障害者として認定されるには、一番状態が軽度な6級でも、次のどちらかの基準を満たしていないと認められません。

両耳が70dB以上の音でないと聞き取れない。

片耳が50dB以上、そしてもう片方が90dB以上でないと聞こえない。

70dB以上の音しか聞こえないということは、すでに高度難聴と考えられる域に達しており、耳元で話してもらわないと聞こえないレベルです。

ましてや90dB以上になると、大きな声で話をされてもなかなか聞き取れないといった、重度の状態です。

さらに4級、3級と認められるには、聞き取り可能な両耳の聴力レベルが

80〜90dB以上と、かなり重度の難聴になっていなければならないのです。

ところが、**欧米では、聞こえる音の平均が40dB以上になると、聴覚障害と見なされる**国が多くあります。

世界保健機関（WHO）でも「平均聴力が41dBを超えたら、補聴器の装用を推奨する」とされています。

40dB以下の音が聞こえづらいというのは、周囲の人が気になるくらいテレビやラジオの音量を大きくしがちで、会話の声も大きくなりがちです。

海外の一般的な基準を当てはめれば、日本でも聴覚障害がある人は、誰のまわりにもひとりやふたりは必ずいると考えられるでしょう。

ひとりで悩まないで、どんどん医師や治療院に相談してみてください。

コミュニケーションがうまくいかないのは、耳のせいだった？

難聴によるトラブルに悩む患者さんには、**働き盛りの30〜40代の人**も多くいます。

あるサプリメント会社のコールセンターで働く30代の女性は、電話注文の内容が聞き取りづらくて困っていました。お客さんに何度も、**「もう一度おっしゃっていただけますか？」とお願いしなければならなかったのです。**

商品について質問をされても、一度では聞き取れません。そのため、自分で〝よく質問されることリスト〟をつくり、「消費期限でしょうか？」「1日に飲む数量でしょうか？」と、一つひとつ、当たるまで読みあげていたのだそうです。お客さんにしてみれば、迷惑な話です。

そのたびに、「これでクレームになって、耳が聞こえにくくなっていることが会社にわかってしまったら、辞めさせられるかもしれない」と、心臓が縮みあがる思いをしていたといいます。

ＩＴ企業のシステムエンジニアとして働く32歳の男性は、「なんとなく、聞こえづらいことが多いな」とは思っていましたが、つねに人と接するような仕事ではないので、問題ないだろうと思っていました。

同僚と世間話をしているときも、なんの話かわからないことがよくありましたが、いつも「そうなんだ」「それ、いいね」と、適当に相づちを打っていました。

すると、だんだん**「あいつは、人の話を聞いていない」「いつも上の空だ」**と噂《うわさ》されるようになり、まわりから孤立してしまったのです。

30～40代の人でも難聴になることは、よくあることなのです。

認知症やうつ状態になりやすいから、対策は必須

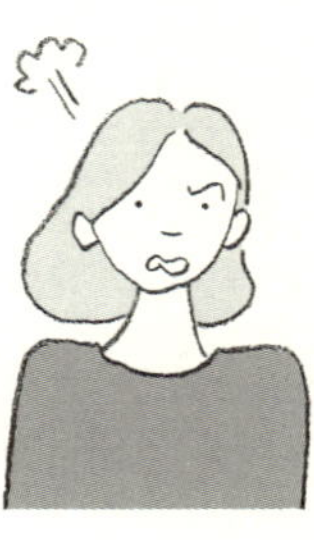

健康診断の聴力検査では、高音の４０００Hzの検査の場合、40dB以上の音が聞こえれば「異常なし」、低音の１０００Hzの場合は30dB以上の音が聞こえれば、「異常なし」と判定されます。

でもこの基準では、軽度・中度の難聴は、見すごされてしまうリスクが高いのです。

音や声が聞きづらくなると、仕事やコミュニケーションがうまくいかなくなるばかりではありません。

耳から受け取った情報を処理する**「脳の働きがおとろえてしまう危険性」**

も高くなってしまいます。

２０１１年にアメリカで行なわれた研究では、**平均聴力が25dBより悪いと、10dBずつ聴力が落ちるごとに、10年後の認知症の発症の危険性が27％高まる**という結果が明らかになっています。

この結果が発表されるまで、多くの研究者は「認知症のリスクが高くなるのは、高度の難聴の人だけ」だと考えていました。

音や声が少し聞こえづらい、軽度の難聴の場合は、脳への影響は少ないだろうと考えられていたのです。

ところが、この研究では、25dBよりわずか10dB聴力が落ちる、**35dB以下の音が聞こえない軽度の難聴の人も、高度の難聴の人たちと同じように認知症のリスクが高まる**ことがわかりました。

私たちは、「ちょっとくらい聞こえなくても、問題ないだろう」と、思いがちですが、脳に関しては、それは間違いであることをこの結果は示しています。

また、**聞こえづらさがあると、社会的に孤立しやすくなったり、うつ状態に陥りやすくなったりする**ということも、別の調査で報告されています。

私の患者さんにも、60歳をすぎてから耳が遠くなり、なかなか話が通じないため、家族や近所の人と話をするのがおっくうになり、一日中、部屋にこもってテレビとばかり向かい合うようになった女性がいました。

ところがあるとき、この女性は、心配した娘さんから補聴器をプレゼントされ、試しにつけてみたのです。

すると、思った以上によく聞こえ、以前のように会話がスムーズにできるようになりました。

話をするのが楽しくなったこの女性は、**「もっと聞こえるようになったら、**

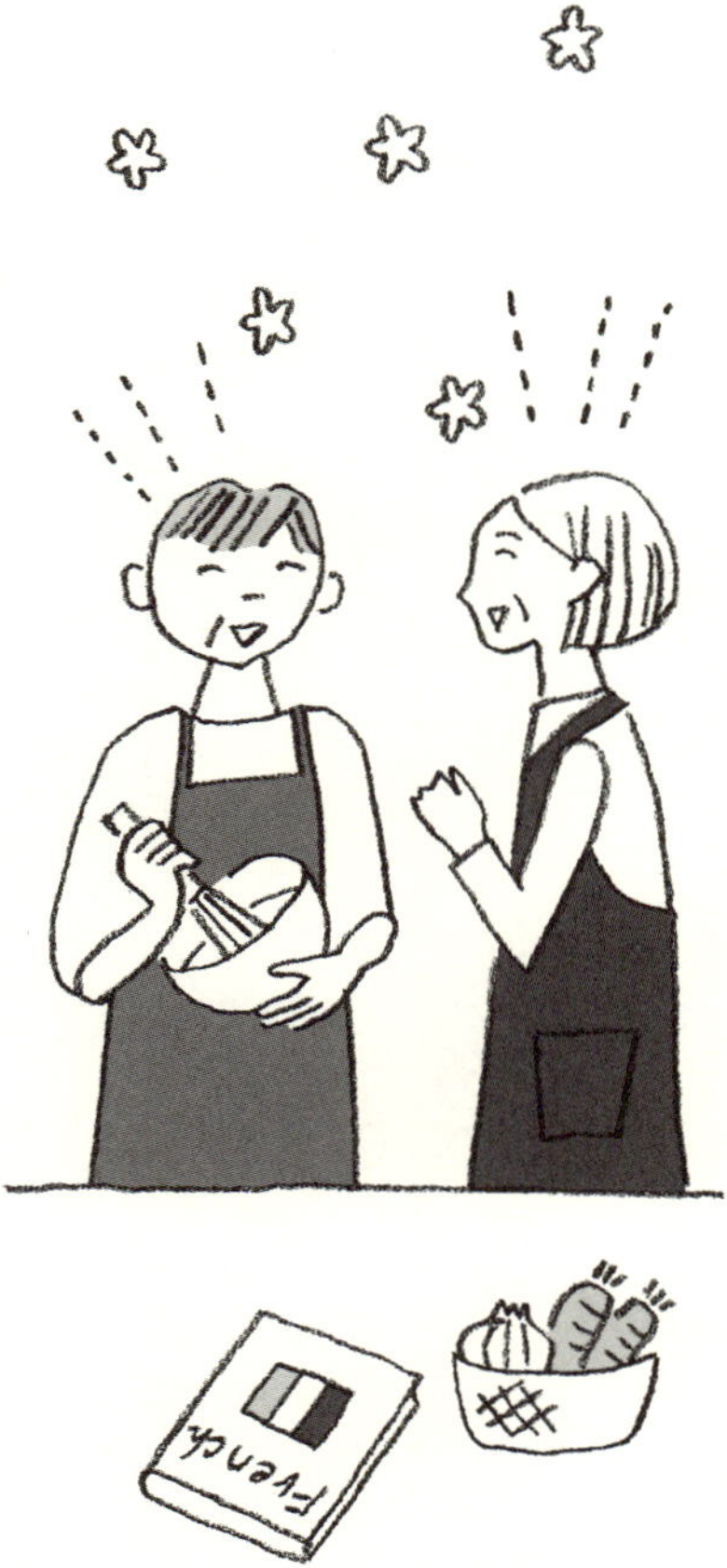

耳だけでなく、心も元気に！

どんなにいいだろう」と考え、さまざまな治療法をお孫さんと一緒に探し、私の治療院にたどり着いたのです。

そして、治療が進み、聞こえるようになるにつれ、彼女はさらに社交的になり、外出にも積極的になっていったのです。

ついにはフランス料理の料理教室にも通うまでになったそうです。

第2章

耳鳴りの正体は？
音はこうして聞こえる、聞こえなくなる

――耳の仕組みと病気

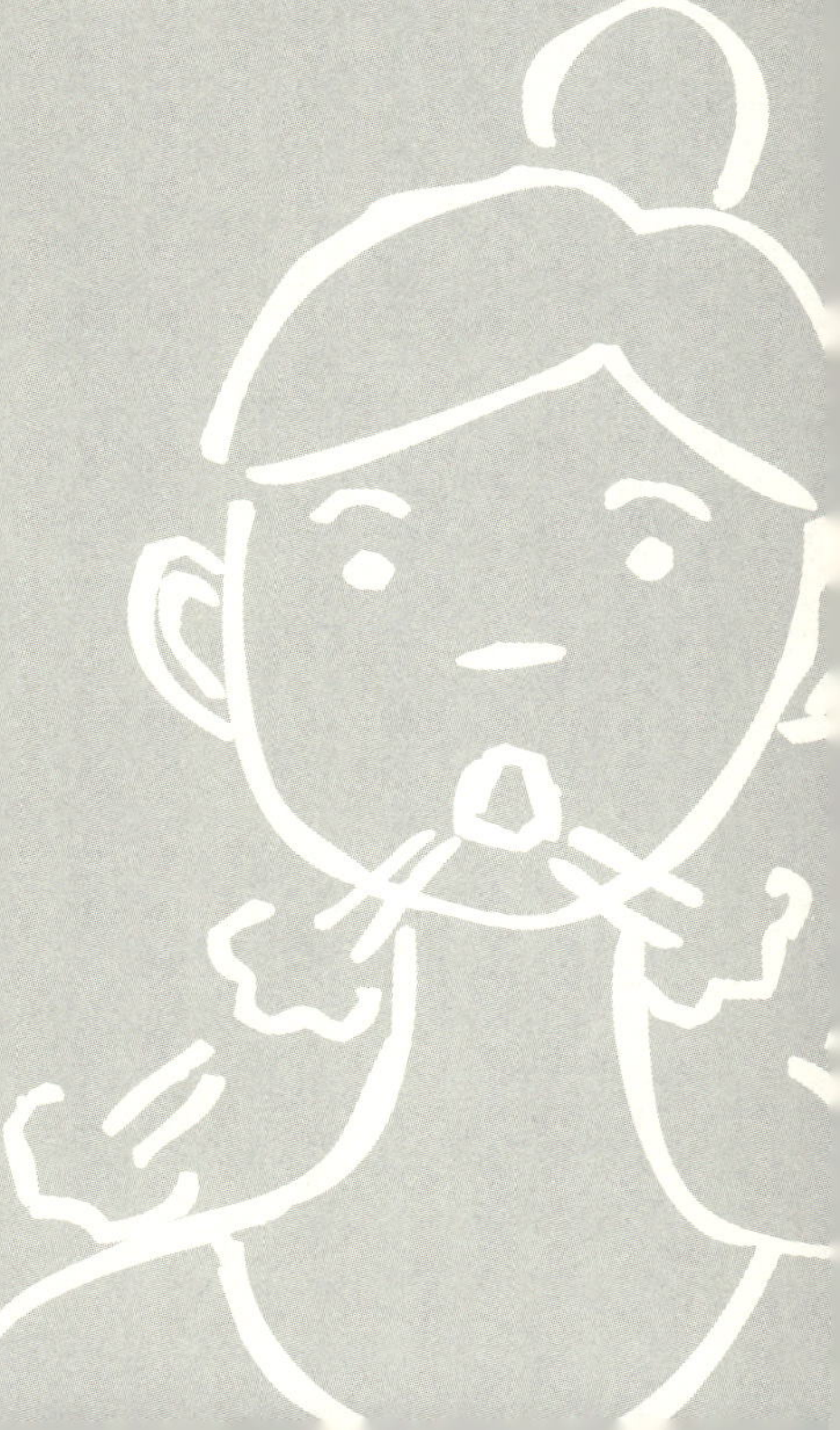

音の正体とは？

第1章では、音や声が聞こえづらくなってしまう人が増えている、そして、聞こえづらくなると、皆さんが考える以上に、日常生活や体のほかの器官に悪影響をおよぼすことをお話ししました。

この章では、大切な音を聞く器官である耳について、その驚くべき精巧な仕組みと、**近年増えている耳のトラブル**について説明していきましょう。

この仕組みを知っておくと、第4章で紹介する今野式「耳トレーニング」をする際も効率よくできます。また、**なにか耳にトラブルがあったときも、適切に対応できます**ので、ぜひ、読んでみてください。

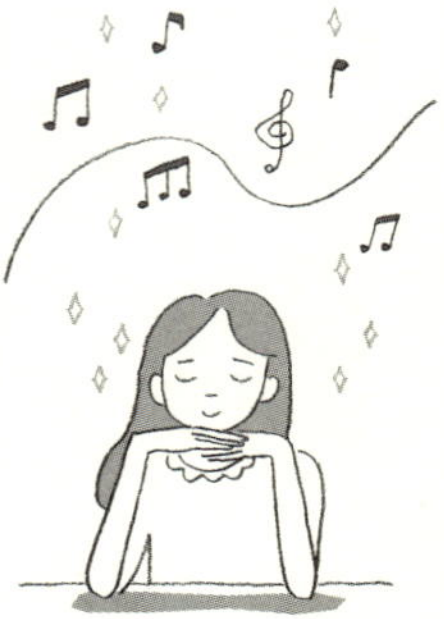

それでは、まず耳がとらえる「音」の正体から明らかにしていきましょう。

子どものころに「糸電話」で遊んだことがありますか？
糸電話とは、ふたつの紙コップの底を糸でつなぎ、片方のコップを口に近づけてひとりが話し、もう一方のコップを相手が耳に当てて声を聞いて遊ぶものです。糸電話で相手の声をよく聞こえるようにするコツは、コップとコップをつなぐ糸をピンと張ること。糸を途中でつまんだり、たるませたりすると聞こえにくくなります。

次に、声をだしているときに、自分ののどを触ってみてください。
のどが震えているのがわかるはずです。
声をださずに、ただ単に息を吐くだけのときは、のどは振動しません。
また、グラスのふちをスプーンなどで軽く叩くとチーンと音がしますが、そのグラスのふちを指で押さえて振動を止めると、音も同時に止まります。

こうした例からわかるように、実は**音とは、ものの振動**なのです。

離れたところに音が伝わるのは、音の振動が空気に伝わり、空気の震えが私たちの耳に届くからなのです。

録音した自分の声は、なぜ「変な声」に聞こえる?

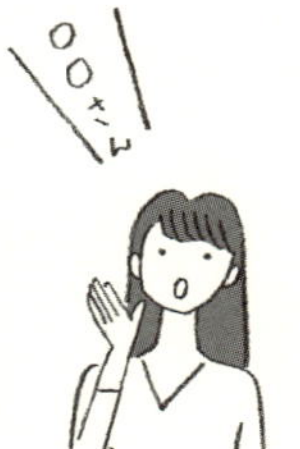

音を伝えることができるのは、空気だけではありません。
水や金属のほか、空気以外の気体など、振動するものならなんでも、音を伝えることができます。
たとえば、人間の骨も、音を伝えることができる物質のひとつです。ただし、人間の骨が振動するのは、自分が発した声が内側から頭蓋骨に伝わるときのみです。

私たちは、普段、自分の声を聞くときは、「空気から伝わる音」と、「自分の頭蓋骨の振動が内耳に伝わる音」を、同時に聞いています。

外部の音は、あくまでも空気の振動を耳がキャッチすることで聞こえます。

あなたは、ＩＣレコーダーやビデオなどに録音された自分の声が、「いつも自分が聞いている声とは違う！　まるで別人のような変な声だ」と違和感を覚えたことはありませんか？

ＩＣレコーダーやビデオなどに録音された音は、体内の骨の振動のない、空気の振動から伝わった音だけを聞くものだから、「いつもの自分の声じゃない！」と違和感を覚えるのです。

近年では、こうした骨伝導の仕組みを活かし、こめかみなどに当てて頭蓋骨を伝わる音を聞くことができる、イヤホンなどの開発が進んでいます。

耳は、天然の超精密マシーン

空気の振動で伝わってきた音は、顔の外に飛びでている「耳介《じかい》」と呼ばれる部分で集められ、耳の奥に届けられます。

ただ、私たちの耳は、糸電話のように振動を伝えるだけの単純な、短い筒ではありません。耳の奥のわずかな空間の中に、外からは見えない、非常に洗練された、精密な仕組みが隠されているのです。

さっそく、耳の中にはどのような器官があり、それらがどのような役目を果たしているのか、見ていきましょう。

まず耳は、**外耳《がいじ》**、**中耳《ちゅうじ》**、**内耳《ないじ》**の、３つの部分から成り立っています。

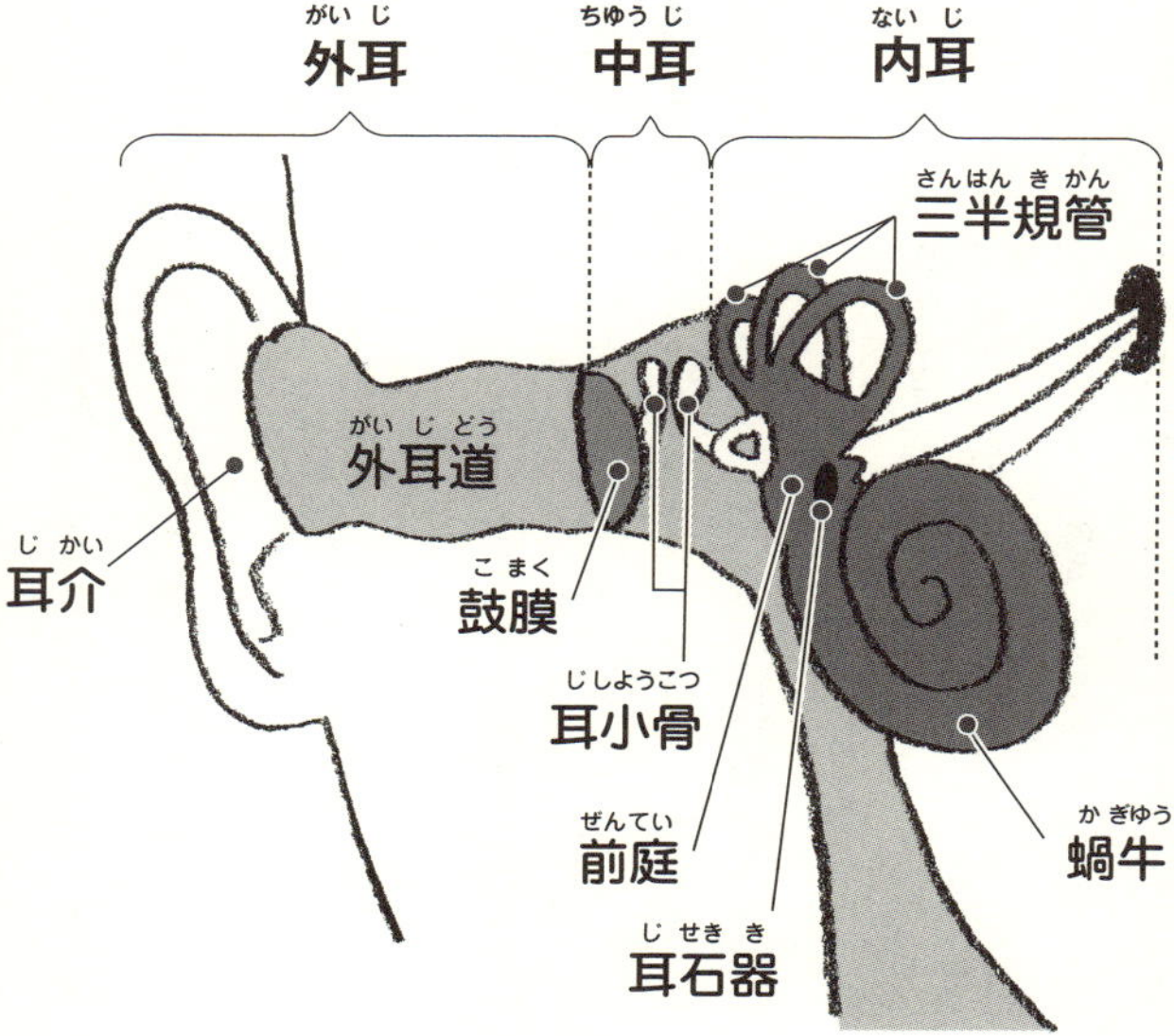
外耳《がいじ》
中耳《ちゅうじ》
内耳《ないじ》
三半規管《さんはんきかん》
外耳道《がいじどう》
耳介《じかい》
鼓膜《こまく》
耳小骨《じしょうこつ》
前庭《ぜんてい》
耳石器《じせきき》
蝸牛《かぎゅう》

外から見える、耳の形の部分が「耳介《じかい》」、そして、耳かきが入る穴が「外《がい》耳道《じどう》」と呼ばれており、このふたつが**外耳**と呼ばれます。

耳介は、顔の横から突きだして広がり、効率よく音を集める役割を果たします。

耳介に集められた音は、次に、外耳道を通ります。外耳道は、成人で約2～3㎝の長さの管であり、単に音を届けるだけでなく音波を共鳴させる、共鳴管としての働きもあります。

外耳道を通った音は、突き当たりにある鼓膜《こまく》を振動させ、音を伝えます。

鼓膜から内耳の入り口までを中耳といいます。

中耳には、私たちの体の中で一番小さい骨である「耳小骨《じしょうこつ》」があります。耳小骨は、ツチ骨、キヌタ骨、アブミ骨の3つからなり、鼓膜の小さな揺れを、強く正確に内耳に伝える役割を果たしています。

次に、音は、内耳にある、カタツムリのからのように渦を巻いた形の「蝸《か》牛《ぎゅう》」に伝わります。

蝸牛の中はリンパ液で満たされており、音の振動はこの水たまりを揺らします。すると蝸牛の内部にある有毛細胞が刺激されて動き、電気信号を発生させます。これが脳に伝わると、やっと音として「聞こえる」ことになるのです。

メリーゴーランドで目が回る理由

内耳には、音を伝える蝸牛のほかに、体の平衡《へいこう》感覚を司《つかさど》る、「前庭《ぜんてい》」と呼ばれる部分があります。

前庭には、回転する動きを感知する**三半規管**《さんはんきかん》と、直線的な動きや重力を感じる**耳石器**《じせきき》があります。

三半規管は、前庭からつながった半円の形をした3本のチューブの総称で、平衡感覚を司っています。管の中は、リンパ液で満たされており、頭や体が回ると、リンパ液も動きます。

そして、リンパ液の動きの速度や方向を感じ取った有毛細胞が、その情報を電気信号に変えて脳に伝えるのです。

ちなみにリンパ液は、たとえば、くるくると回転したあとに急に体の動きを止めても、しばらくはそのまま揺れ動きます。それでメリーゴーランドに乗っているかのように、しばらく目が回った状態になるのです。

ではなぜ、バレエダンサーやフィギュアスケートの選手は、あんなにくるくると回転しても、目を回さずに演技を続けていられるのでしょうか？

それは、日々、回転の練習をすることによって、何度も繰り返し同じ刺激を与え続けることにより、平衡感覚の感度を抑えるように鍛《きた》えられるからだといわれています。

また、回転するときの頭の位置を、リンパ液があまり動かないところに据《す》える方法を身につけているからという説もあります。

一方、耳石器は、炭酸カルシウムでできた細かな粒が有毛細胞に乗っている器官で、頭や体が傾いたとき、または重力や遠心力がかかったときにずれを生じさせ、体がどの方向に傾いているかを、脳に伝えます。

こうして私たちの体があらゆる方向に動くときのバランスは、耳の奥にある、小さな三半規管と耳石器が感知して維持しているのです。

平衡感覚が乱れると、**めまいや吐き気**などの症状が起こることがあります。**車酔い**の原因も、このバランスの乱れが影響していると考えられています。

治療の効果があらわれやすいのは「伝音性難聴」

では、外耳、中耳、内耳のどの部分がどうなると、難聴になってしまうのでしょうか？　難聴の原因を理解するために、まず難聴という症状について知っておきたいことをあげます。**難聴は、大きくふたつに分けられます。**

ひとつは、振動を内耳に伝える**伝音機能を持つ、外耳と中耳に問題が起きる「伝音性難聴」**。

もうひとつは、伝わった振動を電気信号に変え、脳に伝える**内耳と聴神経に機能障害が起きて発症する「感音性難聴」**です。

そして、この両方にトラブルが起きた症状を「混合性難聴」と呼びます。

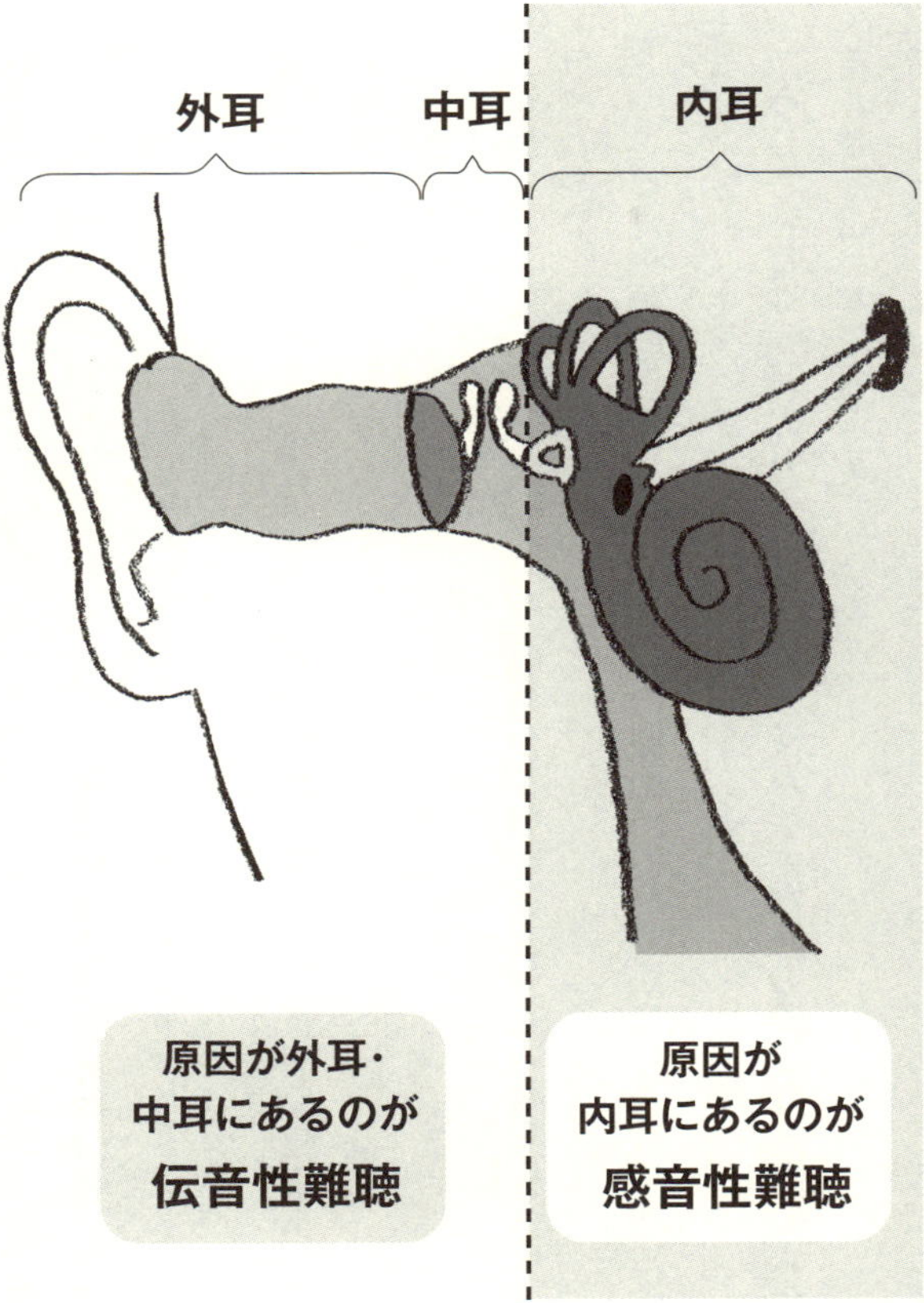
外耳
中耳
内耳
原因が外耳・
中耳にあるのが
伝音性難聴
原因が
内耳にあるのが
感音性難聴

外耳のトラブルには、耳垢《みみあか》がたまりすぎて外耳をふさぐ**「耳垢栓塞《じこうせんそく》」**や、耳掃除のしすぎなどで外耳を傷つけ、炎症を起こす「外耳道炎」、異物が入って外耳道がせまくなる**「外耳道狭窄《きょうさく》」**などがあります。

中耳のトラブルの代表的なものに、菌などが侵入して炎症を起こす中耳炎があります。

中耳炎が悪化して膿《うみ》が中耳にたまると、鼓膜が振動しにくくなり聞こえづらくなります。また、鼓膜が傷ついたり、穴が開いたりすることも、中耳のトラブルのひとつです。

3つある耳小骨の連鎖が、なんらかの原因で外れてしまったり、逆に硬化してくっついてしまったりした場合も、音が伝わりにくくなります。

こうした外耳や中耳のトラブルは、多くが手術などの適切な処置により、改善させることができます。

「伝音性難聴」は、比較的、治療の効果があらわれやすいといえるでしょう。

なかなか治りにくいのが「感音性難聴」

大音量で音楽を聴く時間が長かったり、騒音の発生する場所で仕事をしたりする人に多い「**騒音性の難聴**」は、**感音性難聴**です。

そのほか、突然、片方の耳が聞こえづらくなる「**突発性《とっぱつせい》難聴**」、ほかの病気の治療薬を飲みすぎて起こる「**薬剤性の難聴**」、そして、激しいめまいに耳鳴りや難聴をともなう「**メニエール病**」や、老化によって発症するといわれる「**老人性難聴**」など、治療が難しいといわれるもののほとんどが、感音性難聴です。

私の治療院にいらっしゃる患者さんの99％が、感音性難聴の患者さんです。

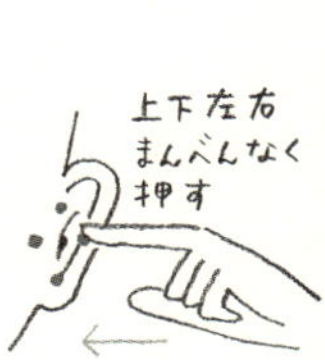

感音性難聴は、内耳の循環障害、内耳の自己免疫障害、神経のトラブルなどが、単独、もしくは重なって起きると考えられていますが、残念ながら原因は明らかになっていません。

それは伝音性難聴の原因が、耳垢や腫瘍《しゅよう》など、X線やMRIなどの検査で見つけやすいのに比べ、感音性難聴は、見た目にはほとんど問題がないため、発見しにくいからです。

目に見える症状があり、原因を取り除くのが比較的容易な伝音性難聴と比べ、感音性難聴は原因を特定するのが難しいせいで、なかなか適切な治療ができず、改善しにくいことが多いと考えられています。

耳鼻咽喉《いんこう》科を受診しても「年だから仕方ない」「様子を見ましょう」「治療をしてもよくならない」などといわれるのは、ほとんどが感音性難聴です。

また、**感音性難聴の場合、雑音との聞き分けができない、音声は聞こえて**

もなにをいっているかわからないといったことが多いため、補聴器をつけてもあまり役に立たないのです。

40歳になったころ、感音性難聴と診断され、私の治療院に通うようになった女性がいました。

この女性は、治療をはじめてすぐ、夫の仕事の関係で、アメリカで生活することになりました。

たまに帰国したときに話を聞くと、アメリカでは夫と一緒に会食に招かれることが多く、母国語ではない英語は聞き取りづらいので、補聴器をつけるようになったそうです。

渡米してから10年以上、日本に帰ってくるたびに最新の補聴器に買い替えていましたが、何度新しいものにしても、クリアには聞こえない。

現地で調整してもらおうとしてもうまくいかず、結局、補聴器の使用をやめてしまったそうです。

ある日突然、聞こえなくなったら――48時間以内にこうしなさい

感音性難聴の中で、近年とくに増えているのが、「突発性難聴」の患者さんです。

その患者数は、この10年間で約1・5倍に増えているといわれています。最近でも、有名な歌手が何人か、この病気にかかったとニュースで報道されることがありました。

突発性難聴はこうした強いプレッシャーを受ける人や、仕事や子育てに忙しい女性、働き盛りの30〜40代の男性に発症することが増えています。

突発性難聴とは、その名前の通り、**「昨日の夜はなんでもなかったのに、**

朝起きて歯を磨いていたら急に聞こえなくなった」「昼間は普通に聞こえていたのに、夕飯を食べたあと、大きな耳鳴りが丸一日続いて聞こえづらくなった」など、それまでとくに耳に問題を感じたことのない人が、ある日突然、主に片方の耳だけ聞こえづらくなる症状です。

聞こえなくなる直前には、耳がつまる感じがしたり、**めまいや鼓膜が引っぱられるような感覚**をともなったりすることもあります。

ひどい耳鳴りが丸一日続くこともあります。

そうした突発性難聴の兆候に気づいたら、あるいは、聞こえなくなってしまったら、「疲れているからかな」「休んだら治るだろう」などとそのままにせずに、**48時間以内に病院や治療院で、診断と治療を受けること**が大切です。**なぜなら、発症後、48時間以内に適切な治療を開始できた場合は、治癒する確率が高くなるからです。**

まだ解明はされていませんが、突発性難聴の原因は、内耳の循環障害やウイルス感染などが有力視されています。そのため、血管拡張剤や炎症を抑えるステロイド剤などを用いて治療することが多くあります。

人により、どの治療で確実な効果を得られるかも違ってくるため、一刻も早く治療を開始することが治癒のカギなのです。

それは「メニエール病」かも？ 素人判断は危険

突発性難聴の初期症状である〝めまいや耳鳴りをともなって突然聞こえが悪くなるという症状〟とよく似ているのが、**「メニエール病」**です。

ただ、**メニエール病の場合、めまいの発作が「一度だけではなく、何度も起こる」、そして「短くても10分、長いと数時間もぐるぐると目が回り続ける」**という特徴があります。

めまいが激しくなると、吐き気、動悸《どうき》、腹痛などが起こる場合もあります。また、めまいの発作が慢性化してしまうと、体の平衡感覚が保てなくなったり、難聴がどんどん悪化したりしていきます。

私の患者さんにも、あまりにもめまいが頻繁に起こるため、仕事中に何度も座り込んでしまい、会社を辞めざるをえないような状況にまで追い込まれた30代の女性がいました。

彼女は、キャリア志向で睡眠時間を削ってまで、とにかく仕事をするタイプでした。

でも、「このままだと治らないかもしれない」と真剣に考え、休職して3

カ月間しっかり治療に専念したところ、ほとんどめまいの発作が起こらなくなったのです。

なぜメニエール病になってしまうのか？

その原因は、いまだに結論がだされていません。

しかし、メニエール病の患者さんは、内耳にある蝸牛の中を満たす内リンパ液が過剰になる「内リンパ水腫《すいしゅ》」になっているケースが多いため、むくみが原因のひとつではないかといわれています。

そのため、メニエール病と診断されると、利尿剤などで治療をすることがあります。

めまいをともなう聞こえづらさの症状があらわれるのは、突発性難聴とメニエール病のほか、「前庭神経炎」「聴神経腫瘍《しゅよう》」「神経血管圧迫《あっぱく》症候群」などの病気や、脳幹や小脳の問題の可能性も考えられます。**対処法が違うので、自己判断で放置せずに、きちんと検査を受けることが大切です。**

耳鳴りを甘く見てはいけない

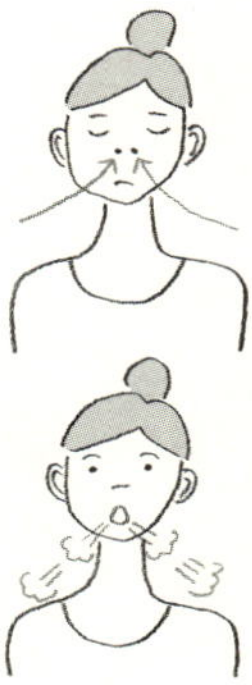

誰でも一度は、「ピーッ」という電子音や「キーン」という頭に響く音、そしてラジオのノイズのような「ジジジーッ」といった音の耳鳴りがしたことがあるでしょう。

しかしたいてい、すぐに治まるため、耳鳴りがあったことすら忘れてしまっているのではないでしょうか。

耳鳴りの原因は、現在でも特定されていません。

先に紹介した「突発性難聴」や「メニエール病」以外の耳鳴りの原因として考えられる要素を、いくつかあげてみましょう。

まずは、**「疲れ」「睡眠不足」「鼻炎」**などが原因で、耳管の状態が不安定になるケースです。

次に、**「ストレス」**などが原因で、内耳の有毛細胞が摩耗して耳鳴りが起こることがあります。

内臓器官が弱り、**「血流が悪化」**して発症する場合もあります。

また、音が聞こえづらくなると、**「脳」**がその音域の音を補おうとして、耳鳴りをつくりだすことがあるともいわれています。

耳鳴りが、明らかに病気によるものではない場合、これらの原因のどれに当てはまるかは、耳以外の各器官の状態を詳しく検査しなければ判断しづらいため、病院では「慣れれば気にならなくなりますよ」といわれることが多いはずです。

しかし、「たかが耳鳴り」などと、甘く見てはいけません。

「耳鳴りの9割は難聴がともなう」といわれており、耳鳴りは耳の機能低下を知らせるサインのひとつなのです。

実際に私の患者さんでも、耳鳴りを3年間放置していた40代の接客業の男性がいました。この男性の聴力は、じわじわと低下していたようですが、それでも、相手の口の動きを読んだりメモを書いたりして、補っていたのだそうです。

ところがある日、「どうしても、お客さんの話がわからない状態」に陥り、その日をきっかけに、会議で同僚の話も理解できない、部下に呼びかけられても気づかないなど、次々と聴力のおとろえを実感する事態に直面しました。

そして、あわてて私の治療院に駆けつけていらしたのです。

頻繁に耳鳴りが起こる人は、「耳に問題がある」と体がサインを発信してくれていることに感謝し、きちんと対策を取るようにしてほしいと思います。

薬は1週間以上、続けて飲んではいけない

比較的、年齢を重ねた方に多いのが**「薬剤性の難聴」**です。

薬剤性の難聴とは、**ほかの病気の治療のために飲んでいる薬の副作用によって起こる難聴**です。

難聴を引き起こす薬剤の代表的なものに、結核の治療に使われる**抗生剤の「ストレプトマイシン」や「カナマイシン」**があります。

このふたつは「アミノ糖」という成分を含む、「アミノ配糖体系」というグループに属しています。

アミノ配糖体系の薬剤は、結核以外の**炎症**にも用いられることが多くあり

ます。そして、程度の差はあってもすべて、**耳には悪い影響をおよぼすとい**われているのです。

また、アミノ配糖体系以外のものであっても、薬の飲みすぎは耳の健康によくないと私は考えています。

詳しい理由は、90ページで説明しますが、簡単にいえばこういうことです。**薬は、私たちの体が持つ本来の働きを抑えたり、マヒさせたりするものです。**

もちろん、急な症状を抑えなければならないときには役に立ちます。

ただ、薬によって、体の持つ自然治癒力が弱められてしまうと、せっかく活性化しようとしている「聞く力」が、押さえ込まれてしまうことがあるのです。

ある薬剤を服用して症状が十分に改善したあとや、もしくは、1週間以上飲み続けても症状が改善しない場合は、医師に相談するか、セカンドオピニオンを試みるべきでしょう。

中高年も気をつけよう！「イヤホン難聴」

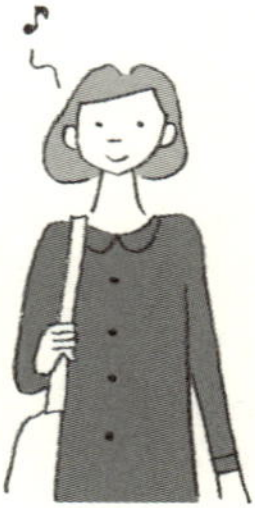

ときどき電車の中で、イヤホンから音がまわりに漏《も》れるほど、大音量で音楽を聴いている若者がいます。

そのくらい大きな音だと、まわりの声など耳に入らず、怒鳴るような大声で話しかけないと聞こえないはずです。

その音量は、80dB以上はあるでしょう。

80dBというと、車線がいくつもあり、車がひっきりなしに通る幹線道路の騒音と同じ音量です。また、私たちがだせる一番大きな声が、80dB程度だといわれています。

ですから、まわりに聞こえるほどの音で音楽を聞いているということは、怒鳴り声や騒音の中に、何時間も耳をさらしているのと同じといえます。

人間の聴力は、たとえ大きな音を聞いたとしても、16時間ほど休ませれば、ほとんどの場合は改善するものです。

ところが、ヒマさえあればイヤホンを耳にして大音量の音を聴いていると、耳の有毛細胞の疲れが取れなくなります。

有毛細胞は、日常生活の中でも、1秒間に最大で2万回ものスピードで、激しく振動する器官です。騒音のような大きな音を聴き続けると、疲れ果ててしまうのです。

「もう、若くないから、そんな爆音は耳にしないよ」と考える中高年の人たちも、油断してはいけません。

初の携帯型の音楽プレーヤーである「ウォークマン」が発売されたのは、1979年です。当時、夢中になって音楽を聴いていた、10代、20代が、**今**

の40〜50代です。

今は音楽を聴く機会が減っていても、当時、毎日のように大音量で音楽を聴いていたのであれば、そのときにすでに騒音性の難聴になっていた可能性はあります。

そして、気づかないまま放置してきた結果、ほかの難聴の原因が重なり、40代、50代であっという間に悪化して難聴となることも、よくあるのです。

「モスキート音」が聞こえない若者が増えている

難聴は、若者にも増えているようです。

最近は、「モスキート音」が聞こえない若者が増えています。

「モスキート音」とは、1万7000Hzほどの高さの高周波の音です。蚊（英語でモスキートという）の羽音のような「ブーン」という不快な音なので、こう呼ばれています。

人間は、加齢により、だんだんと高周波の音が聞き取りにくくなるもので、「モスキート音」は、20代前半までの若者にはよく聞こえるとされています。

日本でも、深夜の公園やコンビニエンスストアなどの前にたむろする若者を退散させようと、この不快なモスキート音を発する機械を導入して成果をあげている企業もあります。

インターネット上には、この「モスキート音が聞こえるかを試すアプリケーション」も多数あり、自分で耳年齢が診断できると一時、話題になりました。

多くは、**8000Hzしか聞き取れなければ60歳以上、1万Hzしか聞き取れ**

なければ50代、そして**1万8000Hzが聞き取れれば20歳以下**というレベルに分けられています。

そして、これらを試した結果、「10代なのに60歳以上の聴力と診断される若者」が続出したのです。

私の運営する治療院に、「聞こえが悪い」と母親に連れられてやってきた男子高校生は、「確かに、自分を含めてモスキート音が聞こえない友だちが、けっこういる」と話していました。

「呼ばれても、振り向かない子ども」に注意

若者どころか、**幼児にも難聴は増えています。**私の治療院には、就学前の

幼い子どもたちが、母親に連れられてやってきます。

3歳の男の子は、**ある日を境に、突然、名前を呼んでも振り向かなくなったそうです**。

また、別の4歳の女の子は、**「保育園で先生の話を無視する」と注意されることが続いた**そうです。

どちらのケースも、病院の検査の結果は、「耳の機能には問題なし」。

聴力を調べると、確かに聞こえは悪いのですが、医師には経過観察するしかないといわれてしまいます。

そうはいっても、そのままなにもしないでいれば悪化するかもしれないと心配になったお母さん方は、あちこちの病院で子どもを受診させますが、何軒回っても答は同じ。中には、「生まれつきだから治らない」という診断を下したひどい医師もいたといいます。

「それまでは、なんの問題もなく聞こえていたのだから、そんなはずはない！」と医者を当てにするのをやめたそのふたりの子どものお母さんたちは、最終的に、インターネットから探し当てた私の治療院に来院されたというわけです。

幼児の聞こえの悪さの発見は、周囲の大人たちの観察によるところが大きいことを知っておいてください。

今や、幼児の難聴は、日本以外でも増えていると私は感じています。

香港、韓国、タイ、台湾、そしてオーストラリアからも、子どもを連れて来日し、私の治療院を訪れるお母さんは、毎年増えているからです。

難聴には、いろいろな原因があります。

そして、**働きざかりの30～40代のみならず、青年や子どもにも増えているという実情**をご理解いただけたと思います。

なにか耳にトラブルがあったら、決して自己判断で放置せず、一刻も早く対応することが大事です。

第3章

医者も驚いた！「耳が悪くなる3大原因」全公開

——中医学の考え方はこんなにシンプル

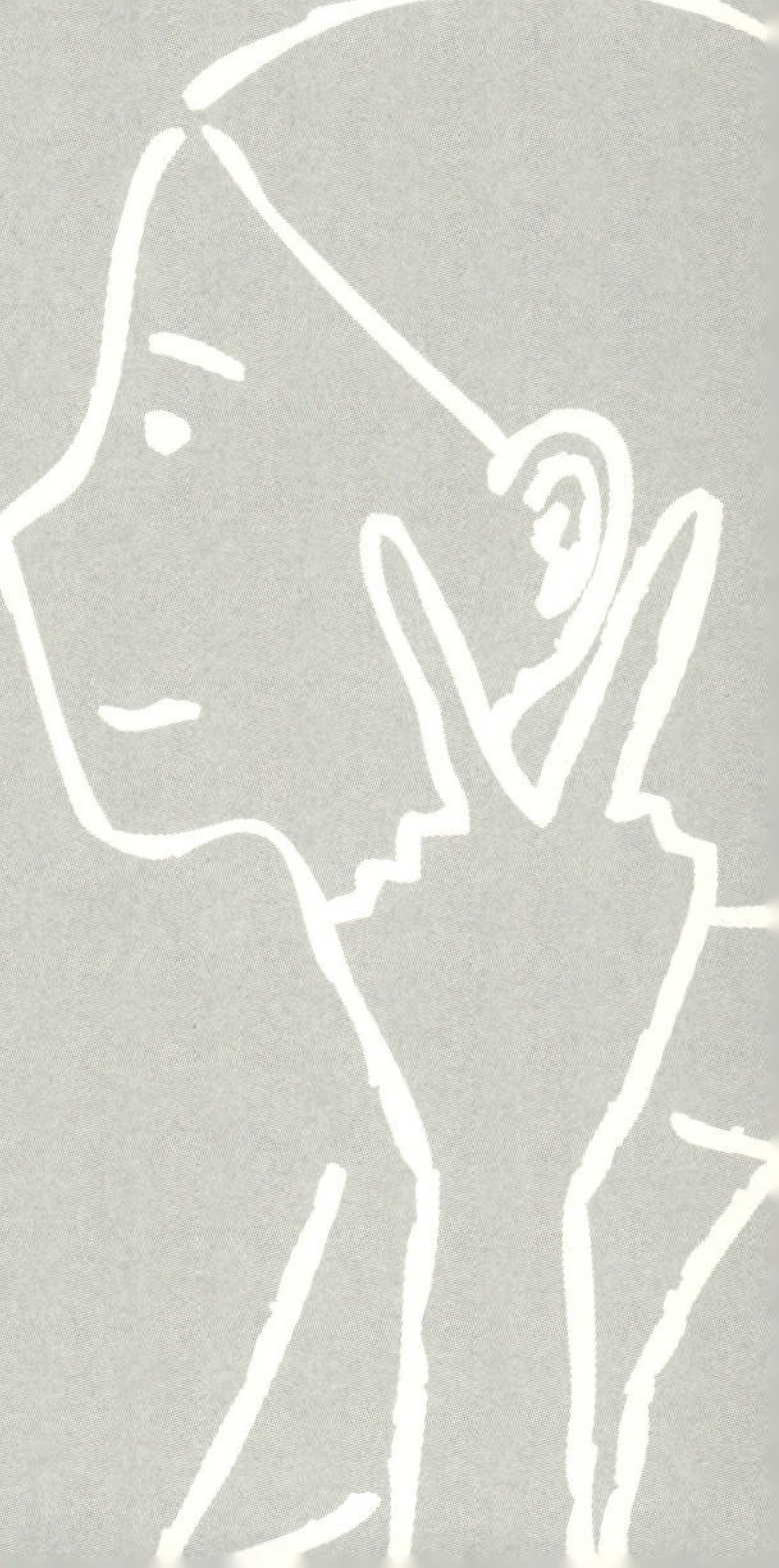

あきらめないで！
中医学では必ず「原因」があると考えます

「伝音性難聴」は、比較的、治療の効果があらわれやすいのですが、**問題は、「感音性難聴」です。**

感音性難聴は一般的に「原因不明」とされることが多く、医師に相談しても「様子を見ましょう」「年齢のせいでしょう」といわれがちです。ですが、本当に、治療法が確立されていない難しい病気なのでしょうか？

私が治療のベースとしている中医学では、なんらかの症状があるときは、そこに必ず「原因」があると考えます。中医学とは、東洋医学ともいわれ、中国を中心とする東アジアで行なわれてきた伝統医学です。

そして「原因は、どこにあるか」と、症状がでているところだけでなく、体全体から探すのです。

中医学では人間の体は、独立したパーツの寄せ集めではなく、全身がつながっているとしているからです。

そのため、中医学では、「頭痛がする」という人がいた場合、頭のほか、脈や内臓の様子、血流、水分代謝、歩き方や体の動かし方、姿勢の良し悪しまでを観察し、さまざまな可能性の中から真の原因を見極めようとします。

なぜなら、根本原因を解消しないと、またその症状が再発してしまうからです。

私たちの体を、車にたとえてみましょう。

あるとき、モクモクと車のマフラーから黒い煤《すす》がでたとします。その症状（煤）だけを手っ取り早く抑えようとして、マフラーにフタをしてしまったら車は壊れてしまいます。だから中医学では、「排気ガスの浄化システムに異常はないか？　エンジンの調子は悪くないか？」と全体をチェックして、根本原因を見つけだし、そこを整えることで症状を改善していきます。

「感音性難聴」の場合も同じです。必ず体のどこかに原因がある。

私はそう考えて、根本原因を解消するための独自の治療を、30年間以上にわたり行なってきました。すると、「原因不明といわれたけれど、あきらめなくてよかった」「孫の声が聞こえるようになった」などという喜びの声を、本当にたくさんいただけるようになったのです。

医者も知らなかった、耳が悪くなる3大原因

では、中医学で考える難聴の原因とは、いったいなんなのでしょうか？

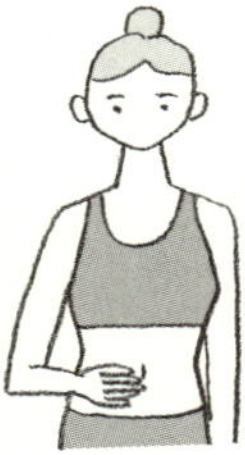

私が30年以上にわたり、３万人の耳の不調を抱えている人たちを診《み》てきたところによると、**難聴の人たちには、ある共通する体の不調が3つあります。**

そして、この３つを解消することで、９割以上の人たちの聴力が改善しているのです。私が考える難聴の３大原因を、順にご紹介していきましょう。

原因1　血流の悪化

まず、聞こえが悪くなる最大の原因は**「血流の悪化」**です。

人間の体は約37兆個の細胞からできているといわれます。

37兆個の細胞は、一つひとつが生命体であり、すべてが連携して働いています。

たとえば、骨の細胞が元気に活動しているから、人間は体を形づくることができ、そのまわりを取り囲む筋肉の細胞がせっせと働いているからこそ、体を動かすことができるのです。

一つひとつの細胞は、栄養素を酸素で燃やしてエネルギーを生みだしており、その栄養と酸素は、「血液」によってすべての細胞に運ばれています。

ですから、なんらかの理由で血流が悪くなると、細胞はたちまち栄養不足に陥り、本来の働きが十分にできなくなってしまうというわけです。

精密な働きをするためにたくさんの栄養を必要とする器官は、血液の流れが悪くなると、とくに大きな影響を受けます。

耳は、血流の悪さの影響があらわれやすい器官のひとつなのです。

原因2　内臓疾患《しっかん》

なんだか胃がもたれる、体がだるい、足がむくむ……など、体にちょっとした不調を感じたときに、手や足の裏などのツボをもみほぐしたことはありませんか？

誰でもなんとなく、手や足のツボは、「体のほかの部位によい影響を与えるもの」と感じていると思います。

近年では、西洋医学でも**「ツボは神経の交差点」**とされ、押すと神経に働きかけ、体の各器官の働きを、健全な状態に導くものとされています。

世界保健機関（ＷＨＯ）もツボの効用を認め、ツボの位置に関する世界基準を確立しています。

中医学では、ツボは特定の内臓に機能的に働きかける経路上にあると考えられています。この経路を**「経絡《けいらく》」**といいます。そして、耳は腎臓につながる経絡上にあり、**「腎臓の状態」**が悪いと耳の健康によくない影響を与えるとされています。

実は耳の聞こえには、腎臓以外の「ほかの内臓の調子」も、大きく影響しています。なぜなら、全部で12本あるとされる代表的な経絡は、一本一本が独立して流れているわけではなく、相互に関わり合いながら、総合的に体の機能を動かしているからです。

原因3　自律神経の乱れ

自律神経とは、心臓の動きや食べ物の消化、そして体温の調整など、生命を維持するために24時間休みなく働き、体の大切な機能をコントロールしている神経です。私たちの意志とは関係なく動いています。

自律神経には、交感神経と副交感神経があり、それぞれ対照的な機能を担当しています。

この自律神経のバランスが乱れると、当然、自律神経がコントロールしている体の機能のひとつである「聞くこと」にも、悪影響がおよぶわけです。

また、**自律神経の乱れは、先にあげた「血流悪化」と「内臓疾患」にも深く関わっています。**

まず、血流悪化との関係からご説明しましょう。

自律神経のひとつである交感神経は、車にたとえるとアクセルの役目を果たします。日中、体を活動的に導き、心身が緊張や興奮する際に、副交感神経よりも活発に働きます。

反対に副交感神経は、ブレーキの役目を果たします。主に夜間、くつろいだり眠ったりするときに、交感神経よりも活発に働きます。

ところが現代人のほとんどは、過緊張やストレスなどの影響で、常に交感神経が優位に働いていている傾向にあります。そうなると、体は戦闘モードに入り、血圧が上昇し、血管は収縮し、血流が悪くなってしまうというわけです。

次に、「内臓疾患」との関係を説明しましょう。

自律神経は、食べ物の消化や吸収などの内臓の働きもコントロールしています。これは逆にいえば、内臓の働きがおとろえると、自律神経も弱り乱れてしまうということです。

とくに内臓の中でも最大の面積を占める**腸と胃**の働きが鈍くなると、自律神経へのダメージも大きく、耳にも悪影響がおよんでしまうというわけです。

薬をずっと飲み続けているから、治らない

私が、73ページで**同じ薬を1週間以上、飲み続けることは、耳によくない**とお伝えしました。その理由を明かしましょう。

薬は飲み続けると、解毒のために肝臓を酷使《こくし》して疲弊《ひへい》させます。そのため、血液の浄化が追いつかずに、血流が悪くなるのです。

また、中医学が考える、難聴の3大原因のひとつが自律神経の乱れです。

耳の治療では、自律神経を活性化させることが大きなポイントとなるのに、精神安定剤や抗うつ剤などは、自律神経の働きをマヒさせてしまい、治療の

妨げになるからです。

50代以上の人は、血圧や血糖値を下げる薬のほか、骨粗しょう症の薬に睡眠薬、抗生剤や精神安定剤など、ひとりで何種類もの薬を常用している人が目立ちます。

若い人でも、胃腸薬や鎮痛剤などを手放さない人も、少なからずいます。

彼らは「薬をやめてしまったら具合が悪くなる」と考えて飲み続けているのですが、私にいわせれば、それは逆です。

薬をずっと飲み続けているから、体の不調が治らないのです。

もちろん、薬をやめたら「胃がもたれる」「頭が痛い」などの症状は、またあらわれるかもしれません。**しかし、薬はその場の痛みやもたれなどの「症状を抑えているだけ」であり、根本的な原因を解決しているわけではありません。**原因がきちんと取り除かれていないから、飲むのをやめると、再発してしまうのです。

私の治療院では、治療をはじめる前に、今、飲んでいる薬をすべて教えてもらい、そして、必要のないものはやめてもらうようにしています。

患者さん自身も、今飲んでいる薬はなんのための、どんな働きをするものか、また、どのくらいの期間飲むべきものかしっかり把握《はあく》してほしいと思っています。

なぜ、耳鼻科では難聴の原因が見つかりにくいのか?

聴力と深くかかわっている「自律神経」ですが、耳鼻咽喉科で自律神経の状態を調べることは、まずありません。

また、聞こえが悪いと訴える人の、「血液」や「内臓の調子」を検査する病院もないでしょう。

私は決して、耳鼻咽喉科を否定しているわけではありません。耳の機能の検査や手術については、耳鼻咽喉科を頼りにしてほしいと思っています。

ただ、西洋医学は、その進歩とともに、あまりにも細かく専門が分かれすぎたと感じています。

昔は病院といえば、せいぜい、内科、外科、小児科、眼科、耳鼻咽喉科、皮膚科くらいの分け方でした。

家の近所にある、かかりつけの内科の先生が、風邪を引いてのどが痛くなったときも、おなかをこわしたときも、まとめて診察してくれました。

ところが、近年では、街のお医者さんでさえ、内科ひとつ取っても、胃腸科、循環器科、呼吸器科などに分かれています。しかも医師は、それぞれの専門分野以外の診断や助言は、まずしません。

専門医になるには、各学会で専門の研修を修了して、その学会が認めてから専門医として登録されます。

ですが、研修を受けていないほかの分野の診断は、自信が持てず、また、医療ミスや訴訟などの不安もあるので、専門医に相談してくださいと避けています。

現在は医療の進展が早く、また、細分化が進み、昔の知識では全く追いついていけません。ゆえに、自分の専門以外は素人とほとんど同然です。助言は到底、無理なのです。

しかし、医学を学んだときは、人間の体全体を学んだはずです。

もっと、全身を観察したうえで、耳の状態をよくする提案をすることができれば、難聴に悩む人のさらなる助けになるのではないかと思います。

ヒントは、全身でつながる経絡にある

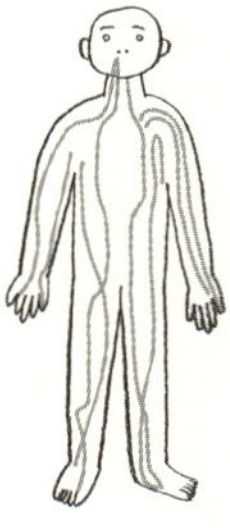

中医学で「経絡」とは、特定の内臓や体の部位に連動し、全身を流れるエネルギーの通り道であると考えられています。

この経絡は、それぞれが関わり合い、お互いに影響し合っています。

わかりやすく説明するために、12本の経絡をご紹介しましょう。

①肺経《はいけい》

②大腸経

③胃経

④脾《ひ》経

⑤心経
⑥小腸経
⑦膀胱《ぼうこう》経
⑧腎《じん》経
⑨心包《しんぽう》経
⑩三焦《さんしょう》経
⑪胆《たん》経
⑫肝《かん》経

この12本の経絡の名前は、私たちの臓器にほぼ当てはまります。

つまり、①肺経であれば、肺と連動していると考えることができます。

ただし、⑨心包経の心包とは、心臓、動脈、静脈、毛細血管、リンパ管を含む、循環器系の総称であり、⑩三焦経の三焦とは、胃、小腸、大腸をまとめた消化器系を指します。

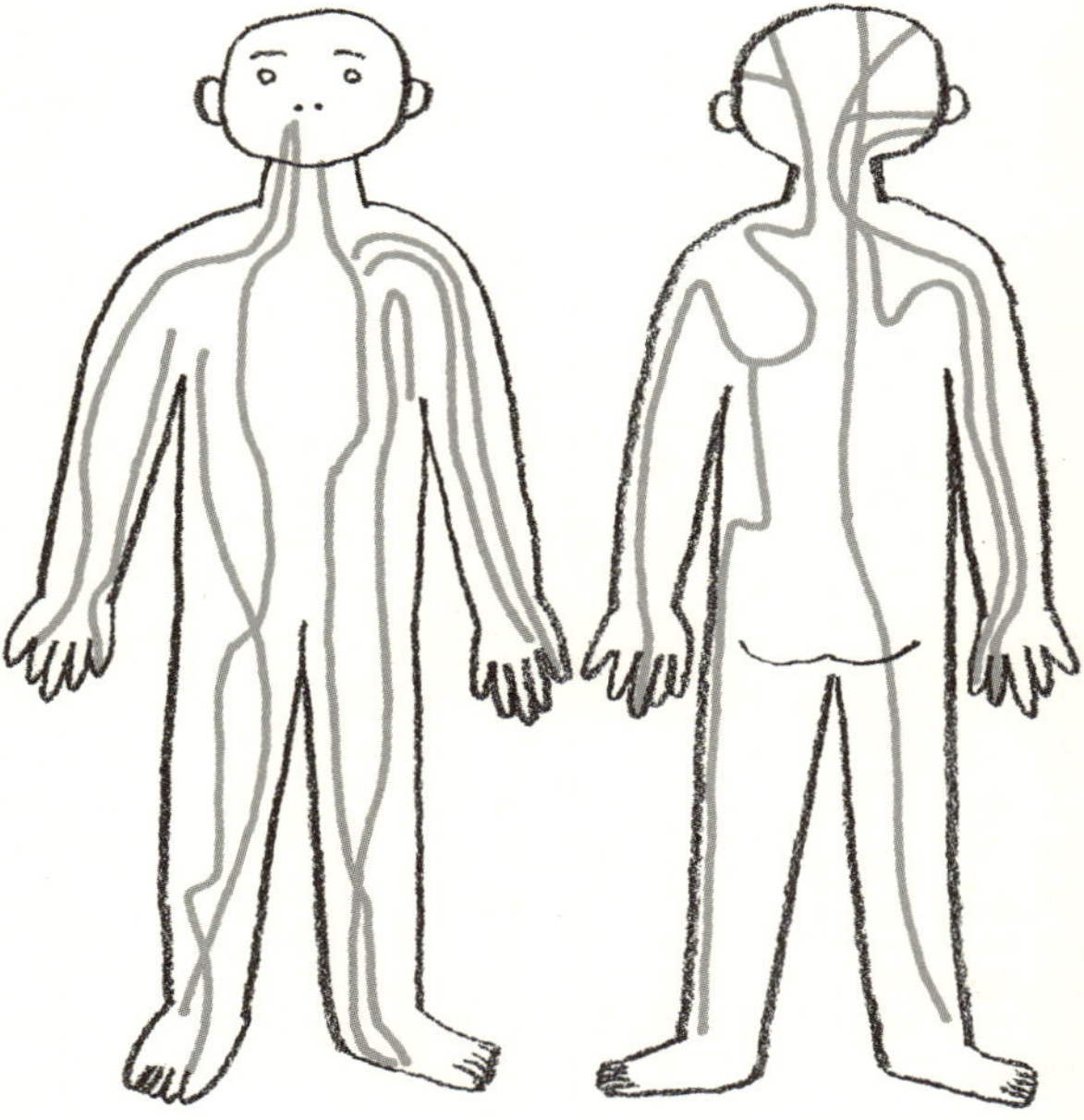

意外な器官と意外な臓器がつながっている。
「めぐり」が大事。

耳にかかわる経絡は、⑧腎経ですが、難聴の人は隣り合わせにある⑦膀胱経、⑨心包経も弱っている可能性が高い傾向があります。

また、隣り合わせになければ影響がないというわけではありません。この12本の経絡は、①から順番に、全身に大きな影響力を持つとされています。

つまり、①肺経が弱るということは、きちんと酸素が取り込めていないということですから、大腸や胃ばかりでなく、膀胱、胆のう、そして肝臓にまで作用がおよぶということです。

⑫肝経が弱っているのは、それより前にある、すべての内臓の働きがおとろえている可能性があるということになります。

ですから、隣にある胆のうや三焦ばかりでなく、小腸や胃、そして肺にいたるまでの中で、弱っている器官を改善する必要があると考えるのです。

腸がよくなれば、聞こえ方も変わる！

経絡から考えると、**人間の健康に一番大切な臓器は「肺」**です。

呼吸をしなければ、酸素が取り込めず、細胞が弱っていきますから、これは当然です。**呼吸が浅いと、耳だけでなく、全身に悪影響をおよぼします。**

呼吸を健康の第一の基本と考えると、次に大切なのは、大腸です。

私はとくに、耳にトラブルを抱える人は、大腸の健康状態を真っ先に確認してほしいと思っています。

なぜなら大腸は、耳の健康に欠かせない血液の流れに、大きな影響をおよぼす器官だからです。

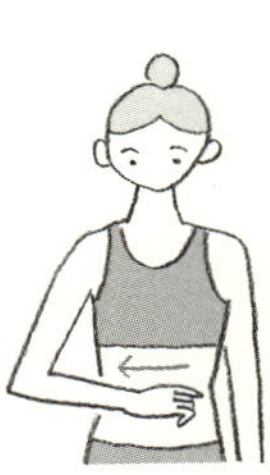

血流に影響を与える理由として、まずあげられるのが、大腸内の環境です。腸の中には、たくさんの細菌が生息しており、その数はおよそ1000兆個ともいわれています。

その1000兆個もの腸内細菌は、消化や免疫機能の維持など、非常に重要な役割を担っており、人間と共生しています。

腸内細菌には、大まかに分けると**善玉菌**と**悪玉菌**があります。

善玉菌は、体内でビタミンをつくったり、排便活動を促したりして、体をスッキリ健康にするための活動をしてくれます。

ところが大腸の中に悪玉菌が増加すると、腸内の腐敗が進み、有害物質が生みだされます。便がかたくなって便秘になったり、臭くなったりします。

こうした有害物質は、腸から吸収されて血液に取り込まれ、血液の状態を悪化させます。**ドロドロになった血液は流れが悪くなり、細かい血管が集中**

する耳のような部位には、届きにくくなってしまうのです。

血流に影響を与える次の理由は、大腸の代謝活動のおとろえです。

私たちの内臓は、食べたものを消化、吸収してから、エネルギーとして活用し、余分なものを老廃物として排泄するというサイクルを担い、体の健康を維持しています。

大腸は、体に不要なものを排泄するという、消化の最後の行程を担当する大切な器官であり、内臓の中でも最大の面積を持ちます。

ですから、大腸がおとろえて消化のサイクルがまわらなくなると、代謝活動のすべてが鈍ってしまい、ひいては、血流も悪くなるというわけです。

こうなると、疲れやすくなり、肌荒れなども起きてきます。

大腸が経絡で2番目に重視されているのも、このようにほかの内臓に与える影響が大きいからでしょう。

難聴を改善すれば、万病の予防にもなる！

難聴の3大原因である**「血流の悪化」「内臓疾患」「自律神経の乱れ」**をそのままにしておくと、聞こえがどんどん悪くなるほか、重大な疾病を招くことにもつながります。

たとえば**「血流の悪化」**が招くのは、どんな病気でしょうか？

血液の流れが滞る原因は、大きく分けるとふたつあり、ひとつは、血液そのものに問題があり、粘度が増してドロドロになっていること。もうひとつは、血管がなんらかの原因で細く、せまくなっていること。

血液がドロドロで流れが悪いと、体中の細胞に十分な酸素が届かないため、頭痛や動悸、息切れがしやすくなります。また、体が無理に血液を流そうと

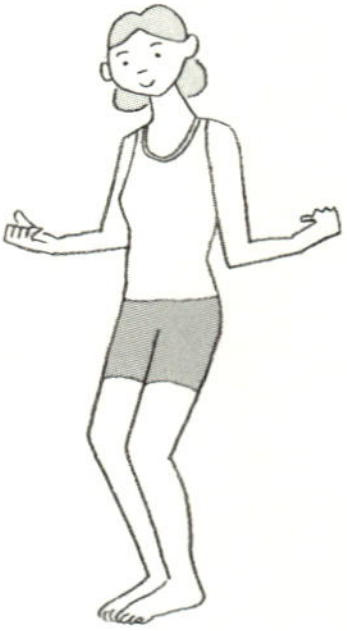

するため、**高血圧**の原因にもなります。

高血圧になると、血液の圧力に耐えようとして血管の内壁が厚く、せまくなり、ますます血液の流れが鈍くなります。血管がこの状態になることを、**動脈硬化**《こうか》といいます。

動脈の状態が悪くなると、**狭心症**《きょうしんしょう》や**脳梗塞**《のうこうそく》などの重大な病気に陥る可能性が高まります。

「内臓疾患」は、胃や腸、心臓などの各臓器の病気ですから、当然ほうっておけば、命に関わってくることになります。

「自律神経の乱れ」は、慢性《まんせい》的な疲労や微熱などのほか、手足のしびれや不眠などをもたらします。精神的にもイライラしたり、集中力を欠いたりしてしまいます。このように「難聴は、原因不明で治らない」といわれたからといって、あきらめてなにもしないでいると、全身がおとろえ、あらゆる症状が進行するリスクがどんどん高まります。

しかし、逆に考えるとどうでしょう?

難聴の改善は、さまざまな病気のリスクを減らし、全身を健康にすることにもつながるということになります。

高齢になって聞こえづらくなるのは、99％「生活習慣」のせい

私たちが年齢を重ねてかかる多くの病気、たとえば、**糖尿病、高血圧、脂質異常症、心臓病、脳卒中、がんなどは、「生活習慣病」と呼ばれ、ほとんどの場合、長年積み重ねた生活習慣が多く関与**していることがわかっています。

私は「老人性難聴」と呼ばれてひとくくりにされている高齢者の難聴も、ほとんどが生活習慣病のひとつだと考えています。

耳鼻咽喉科の医師や私たちの多くが、「年を取ったら聞こえづらくなるのは当たり前」であり、それは「仕方のないこと。生理的な変化は受け入れなければならない」などと思っているのです。

しかし、生理的な変化は、一人ひとりで大きく異なります。

たとえば私は、60歳をすぎていますが、聴力に問題はまったくありません。電車の中で、少し離れた位置に立つ、カップルのひそひそ話までしっかり聞こえます。

それなのに、私と同じ60代でも、「電話で孫がなにを話しているのか聞き取れない」と悩む人や、耳元で大きな声で話してもらわないと聞こえない人もいます。

また、まだまだしっかり聞こえるけれど、「おとろえさせたくない」という前向きな理由で、私の治療院に通っていらっしゃる97歳で現役の歯科医師もいれば、30代でひどい難聴に悩む人もいます。

こうした違いは、いったいどこから生まれるのでしょう?

私は、生理的変化に一番大きな影響をおよぼすのが、「生活習慣」だと考えます。

中医学でも、季節や体質に合った食事や睡眠などの習慣が、体調を整えるために重視されています。

・手軽に食べられる、インスタント食品ばかり食べる。
・体をあまり動かさない。
・丸一日座り仕事をしている。
・タバコを吸ったり大量のお酒を飲んだりする。

こんな生活を長年送っていれば、どんなに健康に生まれついた人でも、体は不調に陥ります。

難聴も、そうした生活習慣から生まれた、症状のひとつにすぎません。

だからこそ、**生活習慣を変えれば**、糖尿病や心臓病などの進行が遅くなり、症状が軽くなるのと同じように、**聴力のトラブルも軽減させることができる**のです。

「未病《みびょう》」のうちに手を打てば、運命が明るく変わる

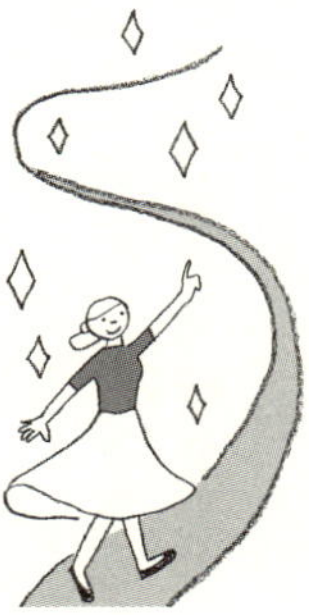

中医学のもうひとつの大きな特徴が、「未病」のうちになんとかしようとすることです。
西洋医学では、私たちの体の状態を、体温や血糖値などといった数値であらわし、標準値を設けています。

たとえば血糖値であれば、空腹時には70～100mg／dl《ミリグラムパーデシリットル》とされており、この基準に当てはまれば「健康」、そうでなければ「健康でない」と判断します。
しかし、こうした数値で健康状態を診断すると、どんなに具合が悪くても、「健康である」という範囲の数値がでれば、病気とは認められないことが起こりえます。

中医学では、こうした「調子が悪い」けれど、病気とは診断されない状態を「未病」と呼び、この段階でなんらかの手を打つべきだとしています。

もしあなたに聴力のトラブルがあるとすれば、**「血流悪化」「内臓疾患」「自律神経の乱れ」のいずれか**が必ず潜んでいるはずです。
たとえ、健康診断の数値には問題がなくても、体が冷えやすく、なかなか疲れが抜けない、肩こりや腰痛が治らない、胃もたれや下痢を起こしやすいなど、どこかしら体の不調を抱えているはずです。

こうした「未病」の状態は、まだ「病気」と診断されていないから大丈夫だというわけではありません。

「確実に病気に向かっている」から、今のうちに改善したほうがいいのです。それには、第４章の今野式「耳トレーニング」を今からはじめるというのも、ひとつの方法でしょう。

西洋医学の検査は、もちろん優れています。

自覚症状がなくても、検査で異常が見つかる場合は多々ありますから、定期的にチェックするのはよいことです。

しかし、数値に頼りすぎて**「ちょっと体調が悪い」という自分の感覚**を信頼しないで、「明らかに病気である」と診断されるまで放置しておく人が、あまりにも多いことを私は危惧《きぐ》しています。

耳も、「知らない人の話が聞こえづらい」「話しかけられても気づけないことが増えた」などの自覚があればすぐに対応することが、運命を分けます。

東洋医学と西洋医学、両方をうまく使いこなすコツ

私は今でも、治療のベースにしている中医学を学びに、中国に毎年通っています。

近年の中国における西洋医学の発展には、目覚ましいものがあります。それでも、昔からの叡智《えいち》である中医学（東洋医学）が決して忘れ去られていないことに、行くたびに驚かされます。

現代の中国では、西洋医学と東洋医学の交流が盛んで、さまざまな症状に

合わせて、両方がうまく活用されているのです。

たとえば、ＣＴやＭＲＩなどを使っても、原因がわからない症状があるとします。

すると、西洋医学の医師は、中医学の医師に「なぜこのような症状がでているのだろう？」とたずねるのです。

そして、中医学で「肺が悪い」「肝が弱っている」などと判断されたら、中医学の考えに沿った治療を行なって、結果を見守ります。

また逆に、中医学の診断では主な原因が見当たらないというときは、西洋医学の検査を受けるように勧めるなどといったことが行なわれています。

私は、これが、本来の医療のあるべき姿ではないかと思います。

医療とは、そもそも患者さんに健康になってもらうためのものです。

西洋医学は、**検査や手術の技術**などが秀でており、中医学は**全身のバランスを整えること**を得意としています。

どちらか一方だけでなく、お互いに情報交換し、得意な分野で患者さんの役に立つようにすれば、もっとよい治療ができるはずです。

残念ながら、日本の医療は現在、そうした環境になっていないところがあります。

中医学、西洋医学のどちらかだけにこだわるのをやめ、両者をうまく使いこなし、**一人ひとりが、本書で紹介したような知識や判断基準を持っていれば、治療の選択肢も広がります**し、治る可能性も高まるでしょう。

第4章

1分で耳がよくなる！
今野式「耳トレーニング」

――いつでも、どこでも、自分で血流改善できる

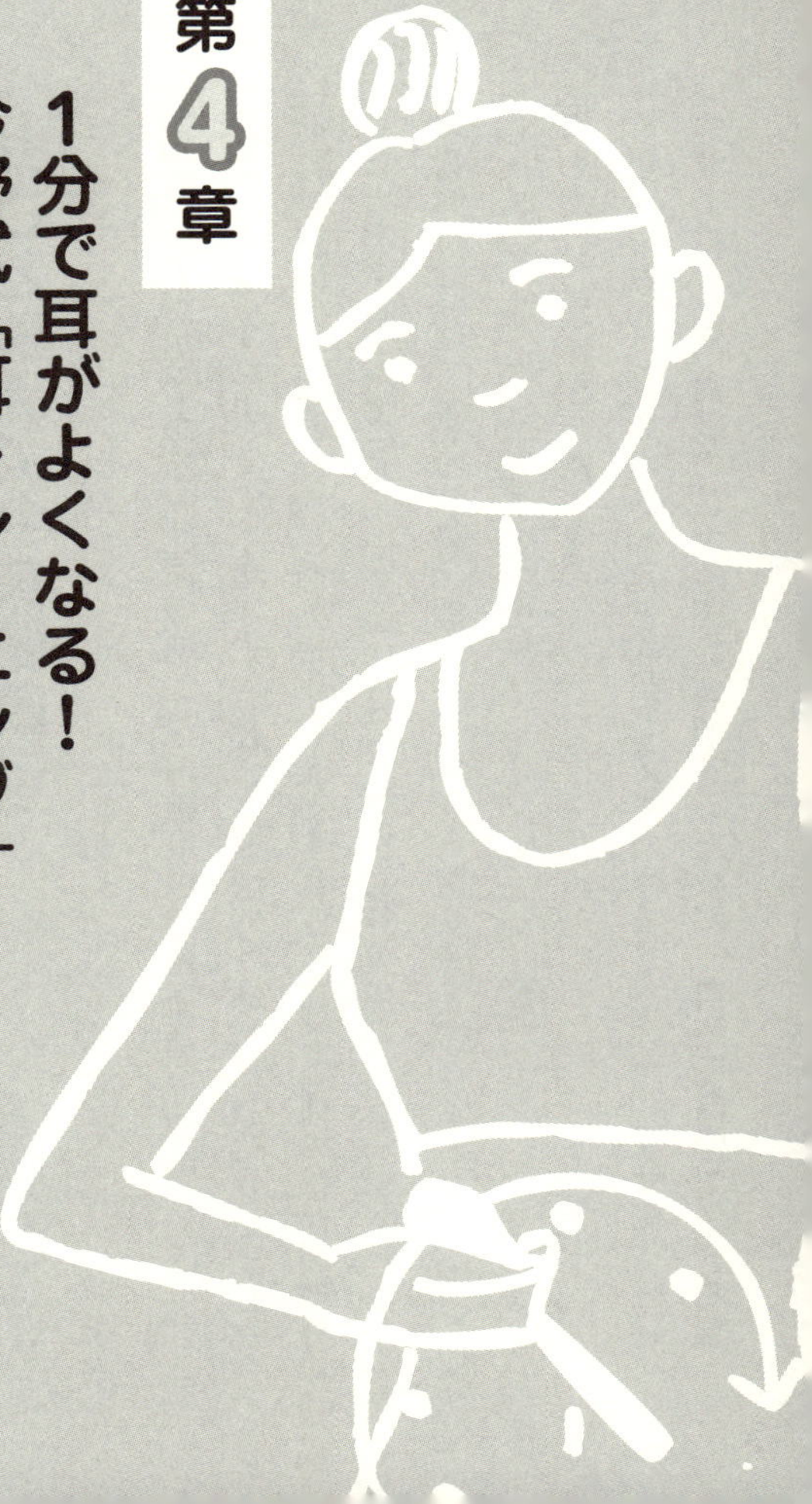

肩こり、冷え症、小さな不調までも！丸ごと消えて全身健康に

難聴の3大原因である「血流の悪化」「内臓疾患」「自律神経の乱れ」は、耳のほか、全身にさまざまな不調を引き起こす要因でもあるとお話ししました。
それは逆にいえば、この3つの状態を改善すれば、自然と体のほかの部分の具合の悪さも改善されていくということでもあります。
実際に、本章でご紹介するエクササイズをしていたら、

「なんだか、肩こりが軽くなった」

「胃もたれしなくなった！」

など、うれしい効果があったと報告してくださる方が大勢います。

本章では、この難聴の3大原因を解消するために、自宅で自分でできる耳

のトレーニング、略して「耳トレ」を9つ、ご紹介しましょう。

これは、私が普段行なっている治療を、誰でもどこでもできるようにアレンジしたものであり、その効果は3万人が実証済みです。

特別な道具はいりませんし、場所も取りません。

どの順番ではじめてもOKですし、いつでも、好きなときに行なってOK。

ただ、1日のうちにすべての「耳トレ」を一通り行なうのが理想です。

ひとつだけ、スプーンが必要な「耳トレ」がありますが、これはどのご家庭にもあるスープなどを食べるときに使う大きめのスプーンで大丈夫です。

1 耳の血流をよくする「4つの基本マッサージ」

まずは、いつでもどこでもできる4つの耳マッサージを紹介します。これは耳まわりの血行を促進し、細胞に酸素と栄養をたっぷり補給します。①～

③のマッサージは回数に制限はありません。朝起きたとき、電車に乗っているとき、お風呂に入っているときなど、気づいたときに耳を刺激しましょう。

①耳シェイク

(1) 両手の人差し指と中指で「チョキ」の形をつくり、耳をはさむようにして、耳の前側、後ろ側に指を置きます。

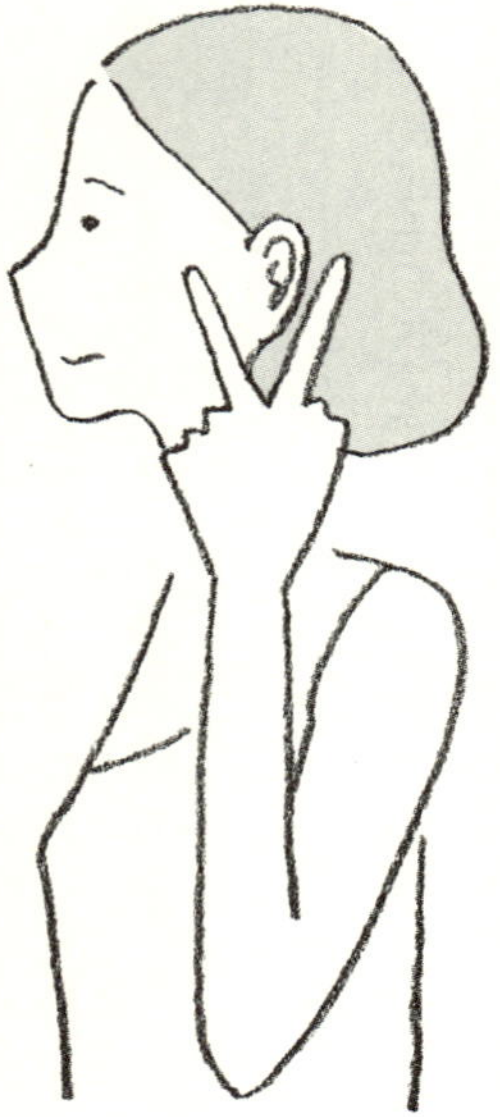

（2）人差し指と中指の腹が皮膚に当たった状態から、指の位置がずれないように皮膚を上下に揺すります。
（3）耳の上部から下部まで、4カ所揺すります。

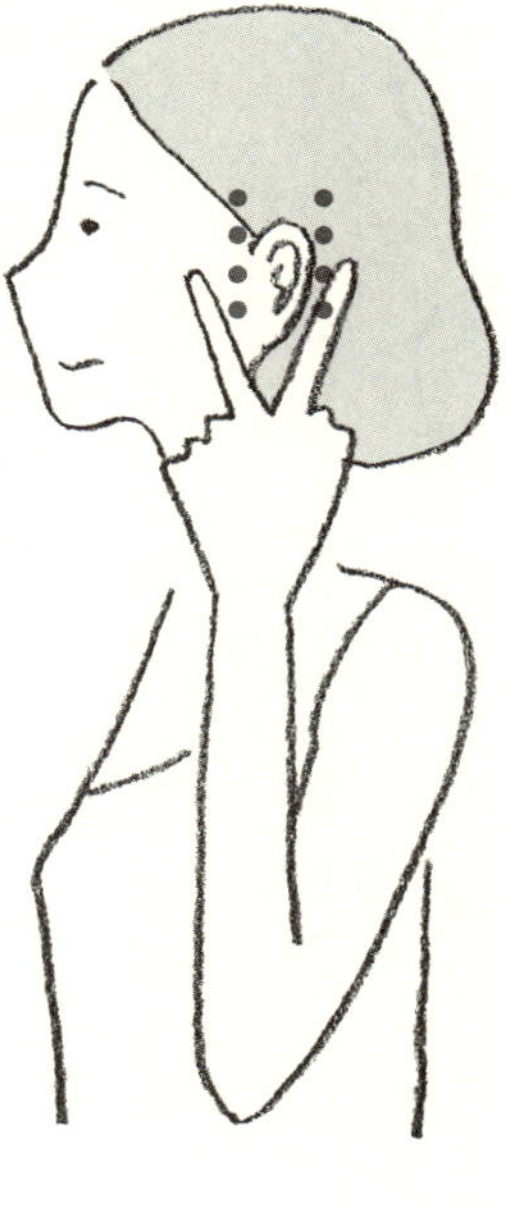

②耳さすり

（1）両手の親指と人差し指を、「耳介」をはさむように当てます。

（2）両指の腹が常に耳介に触れるように上下に動かし、耳介全体をさすります。

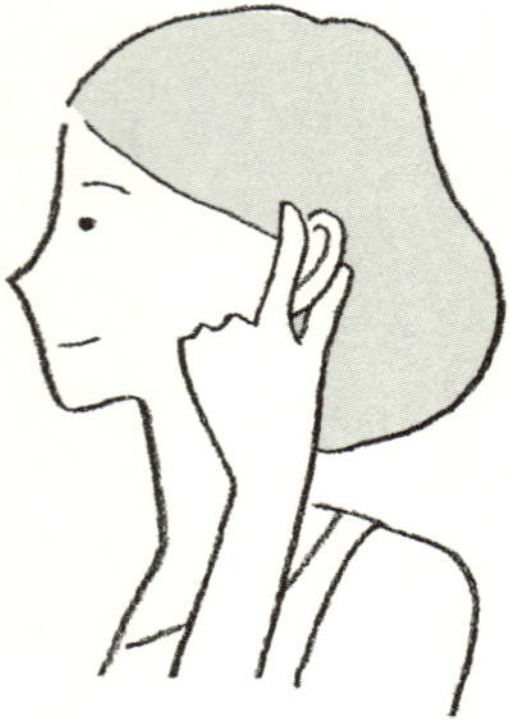

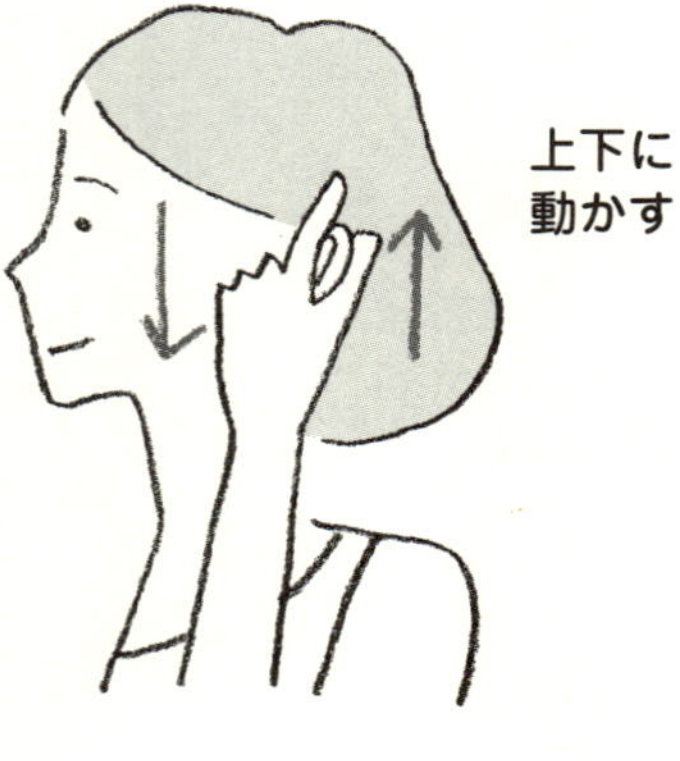

③耳の穴刺激

（1）両手の人差し指を、耳の穴に直角に入れます。

（2）耳の穴の上下左右を、まんべんなく押します。

耳にはツボがたくさんあります。正確な位置ではなくても、ツボ周辺を刺激するだけで、十分な効果がえられます。

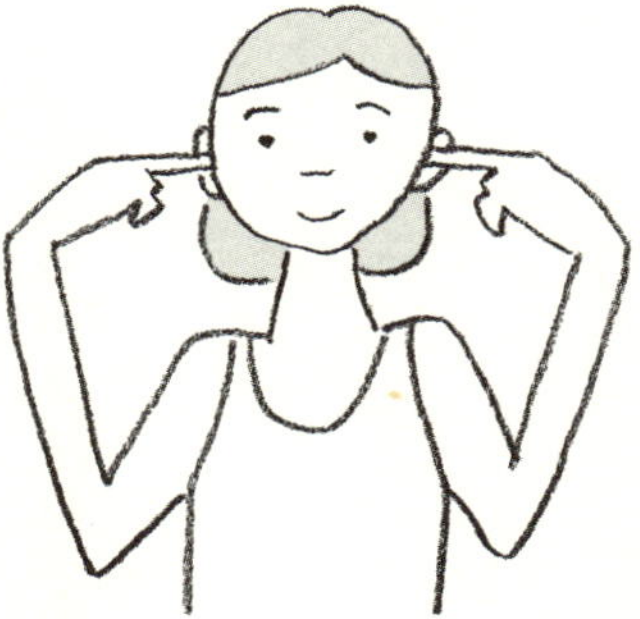

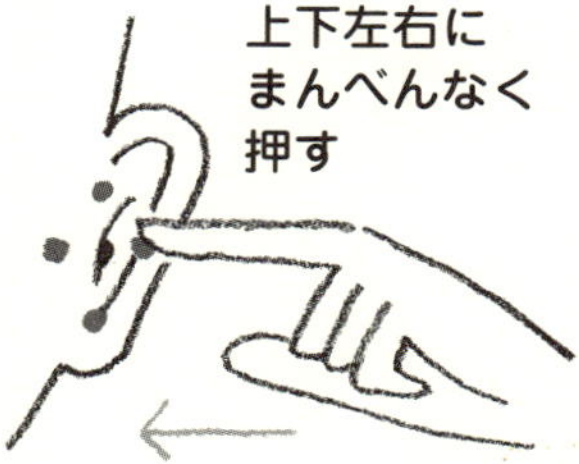

④耳引っぱり

（1）耳介全体を、上下左右に軽く引っぱります。

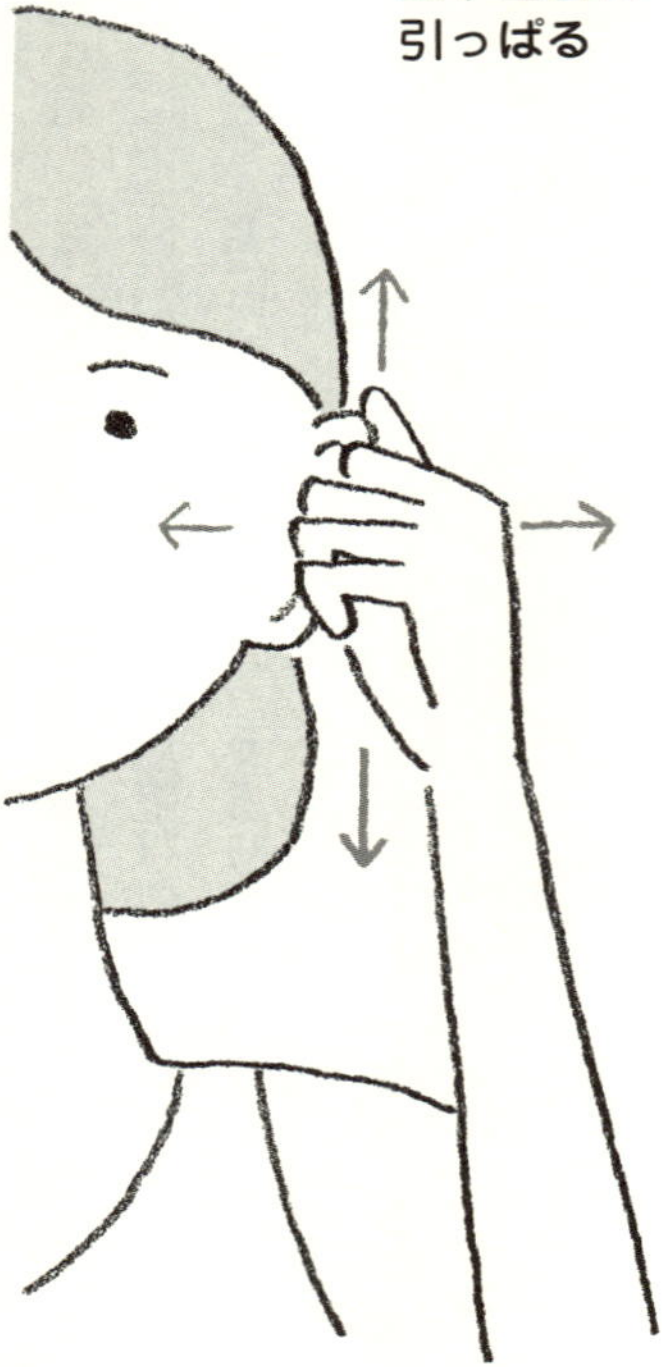

(2) 両手のひらで耳の穴をふさぎ、2秒したら「パッ」と離します。
これは耳に圧力がかかるため、一度に2回までにしてください。

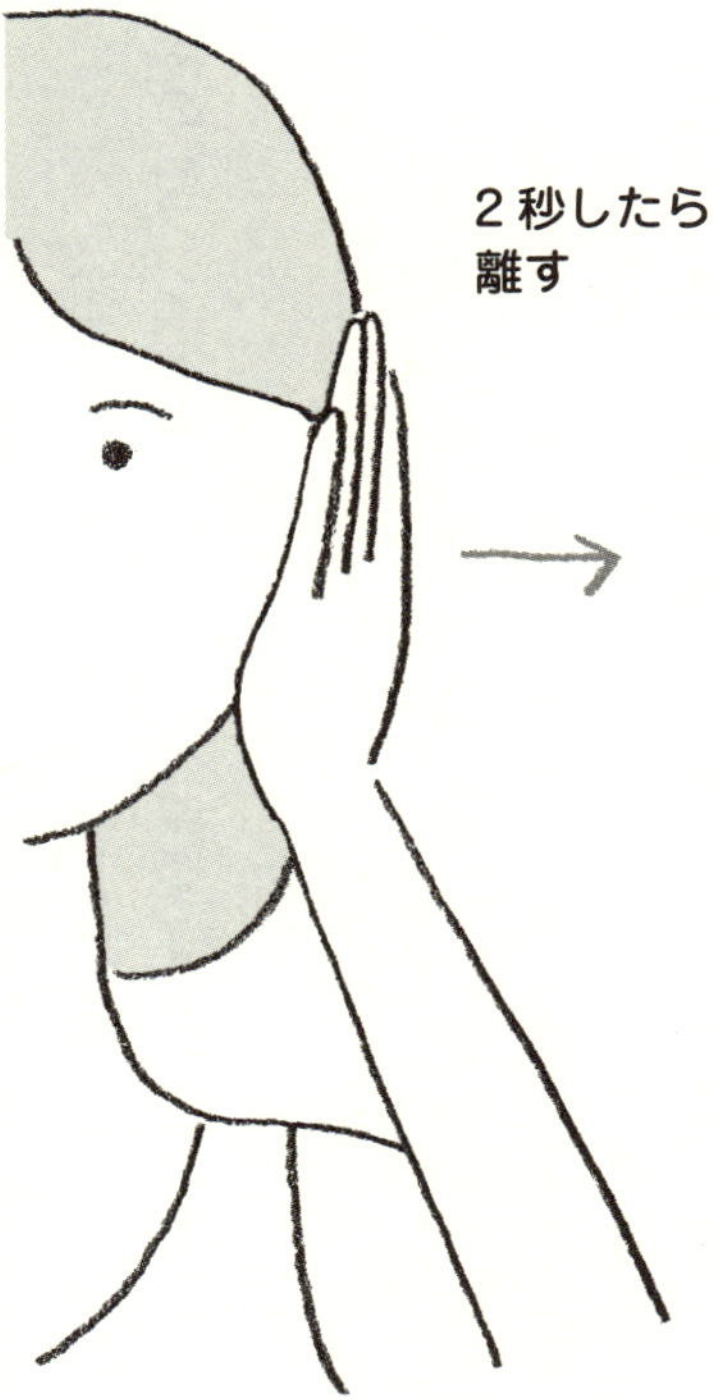

2 内臓をマッサージできる「エア縄跳《なわと》び」

たったひとつの動きで、「**全身の血流を促す**」「**内臓の働きを活発にする**」「**自律神経のバランスを整える**」という、難聴の3大原因のすべてに好影響を与えてくれるのが「エア縄跳び」です。

「エア縄跳び」とは、縄を使わずに上下にジャンプするだけのとても単純な動きです。でも、試してみるとおわかりのように、フラフラしないで跳び続けるには、足やおなか、腰、背中、腕など、全身の筋力を使います。

また、ジャンプは有酸素運動であるため、心肺機能を鍛えます。

心臓のポンプの動きが強くなれば、血液を送りだす力がアップし血流がよくなります。肺機能が高まれば、深い呼吸ができるようになります。

つまり、日常活発になりすぎていた交感神経がしずまります。そして自律神経のバランスが整うというわけです。

さらに、ジャンプは、物理的にも胃腸を刺激して活性化させます。胃腸の働きが促されれば、自律神経によい影響を与え、血液の流れもよくなります。

（1）軽くひざを曲げて立ち、両手で縄を持っているかのように、両ひじも曲げます。

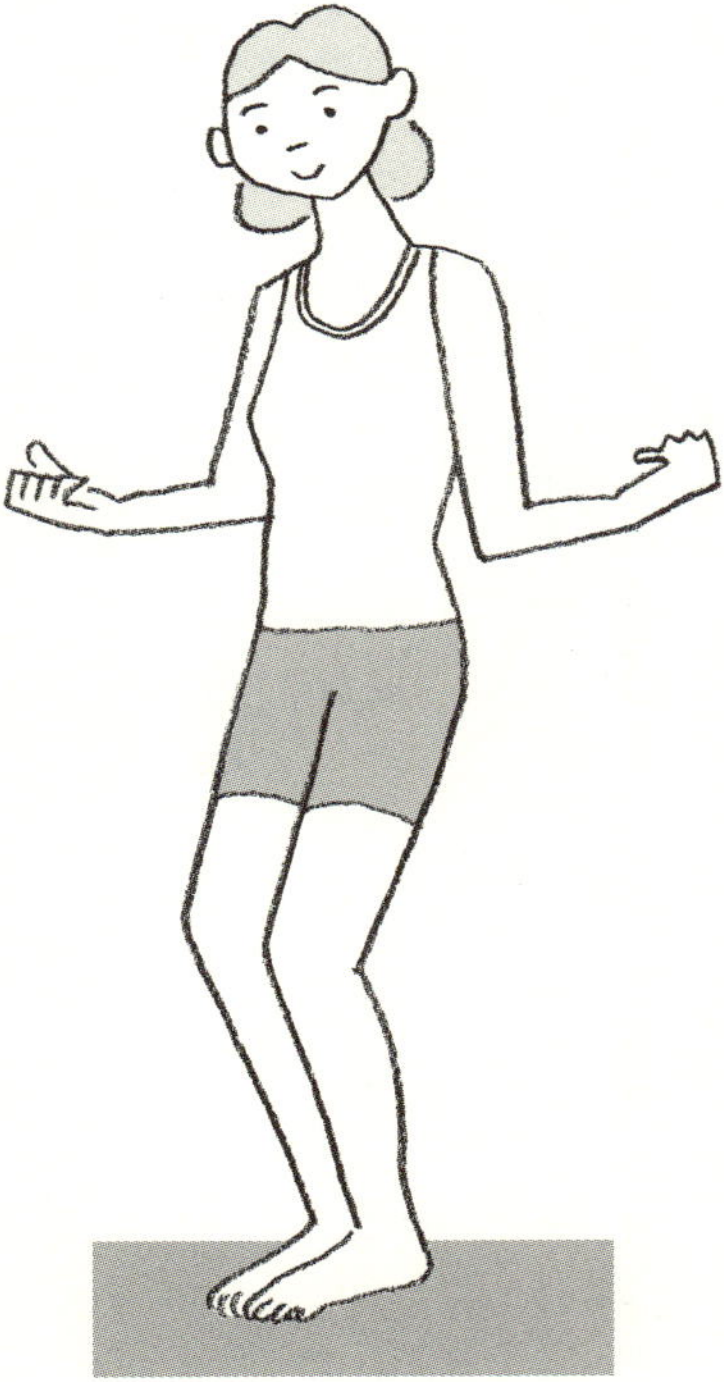

（2）つま先があまり床から離れないように、しかし、かかとはしっかり床から離れるように軽く上下にジャンプします。

（3）手はジャンプに合わせて、前や後ろにくるくる回します。

はじめは1分間続けることを目指しましょう。1分間続けることが楽に感じるようになったら、2分間以上行なってください。

ゆっくりジャンプしても、1分間に平均40～50回飛ぶことができます。**まずは200回を目指し、1日の合計で500回できれば理想的です。**1分間のジャンプを1日に数回行なえば、200回は思うほど難しくありません。

ひざが悪い人は、エア縄跳びはせずに、代わりに、ももあげやスクワットを行ないましょう。

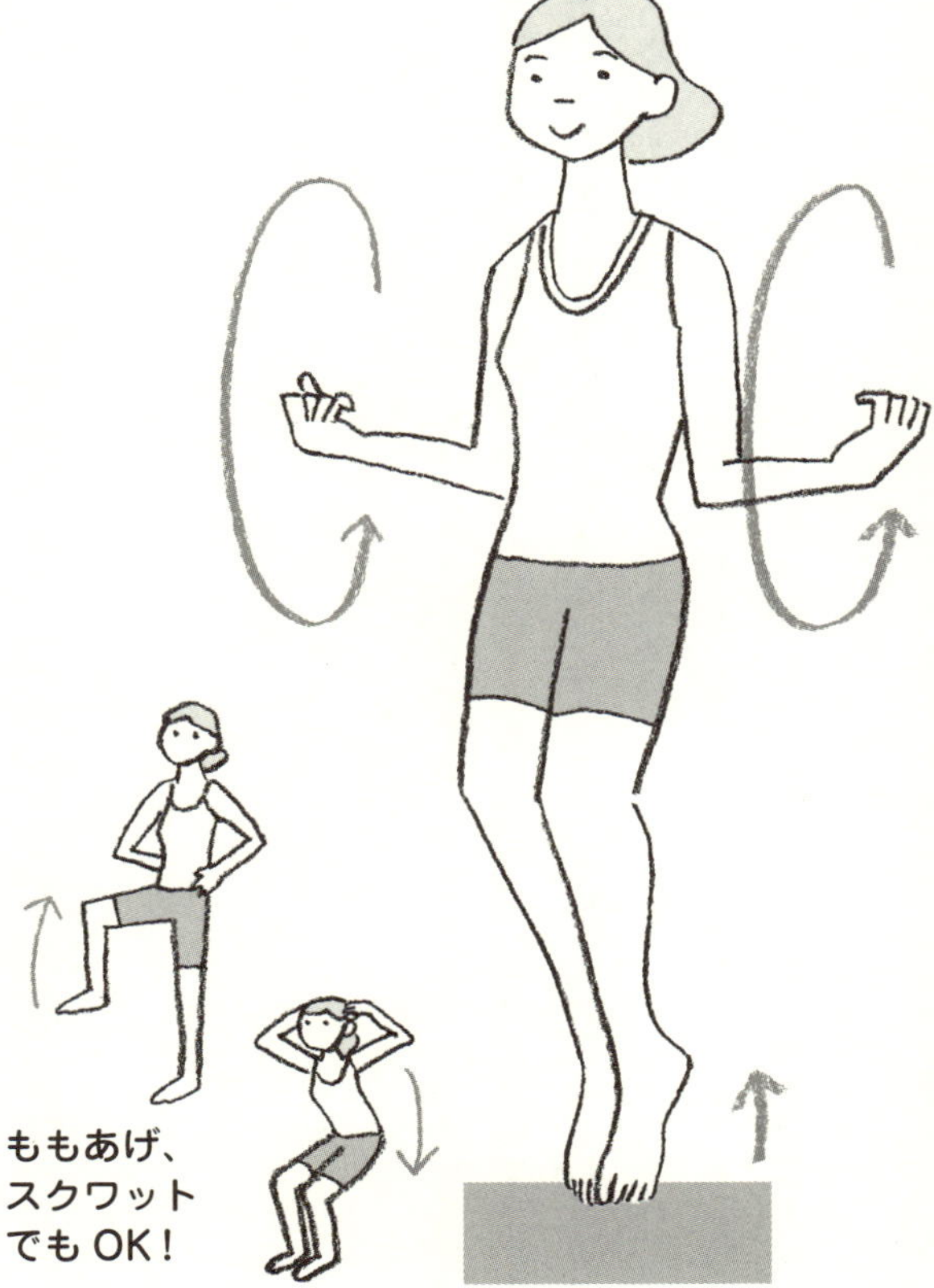
ももあげ、
スクワット
でもOK！

3 おなかも凹む！「チョッピング呼吸法」

「チョッピング」とは、「細かく刻む」という意味です。

息を思いっきり吸い込んで、息を止めたまま小だしに口から吐きだすことで、呼吸筋に負荷をかけて鍛え、深い呼吸が楽にできるようにします。

また、体の表面にある腹直筋《ふくちょくきん》のほか、体の奥深いところにあるインナーマッスルである、腹横筋《ふくおうきん》と腹斜筋《ふくしゃきん》も鍛えられます。このふたつの筋肉を鍛えることで、胃腸を正しい位置に保ち、その働きを健全に保つこともできます。

さらに、こうした**腹筋群を鍛えることで、おなかも魅力的に引きしまる**といううれしいおまけがついてきます。

また、息を吐きだす動きは、耳の下にある耳下腺《じかせん》を刺激します。すると、唾液《だえき》の分泌が促されますので、食べ物の消化を助け、胃腸の働きを整えることにもなります。

（1）鼻から息をできるだけたくさん吸い込みます。
（2）息を止めたまま「フッ、フッ」と少しずつ口から吐きだします。
3回をワンセットとして、できるだけ何度も多く繰り返します。

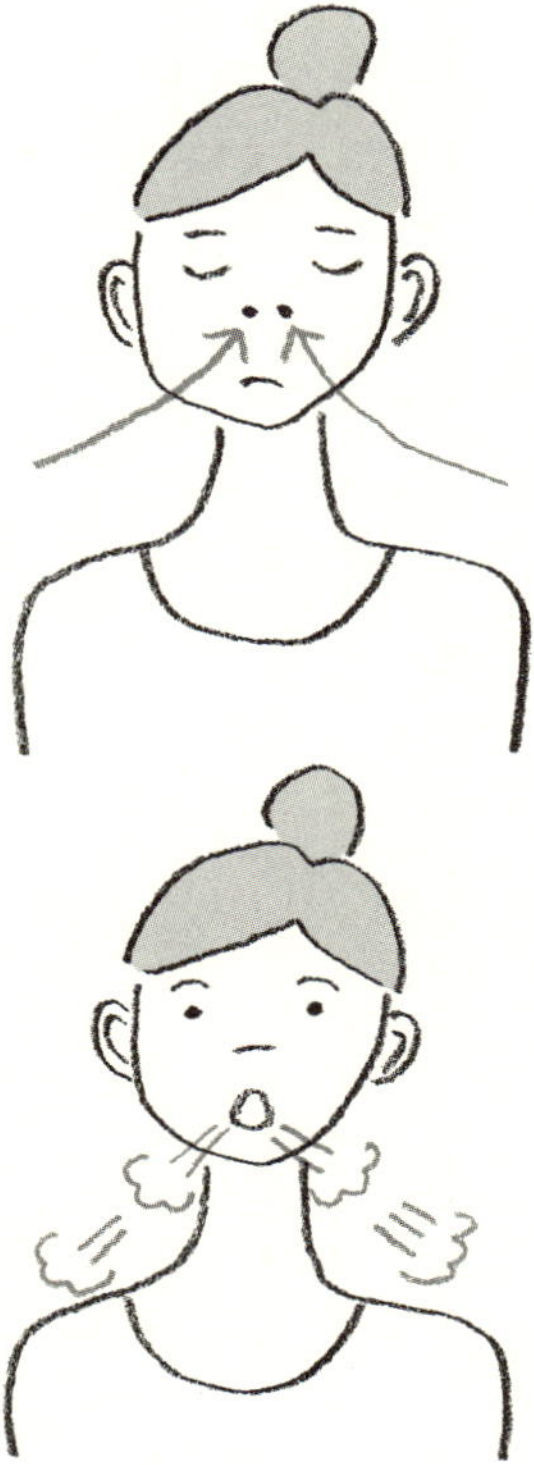

1日に何回やってもOKです。多ければ多いほどいいでしょう。できるところからはじめて、50セットを目標に、少しずつ回数を増やしましょう。

4 快腸！「おなかウエービング」

「胃腸の働きをよくするには、食事や薬などで内側から働きかけるしかない」と、私たちは思いがちです。しかし実は、体の外から刺激を与えることでも活性化させることはできます。

お腹を軽く押してみて、かたい、痛いなどと感じたら、腸の働きがかなりおとろえているサインです。やさしくマッサージして、機能を高めてあげましょう。

食事をしたあと1時間以内は、消化活動を妨げるので避けてください。朝起きたときや夜寝る前など、空腹時がお勧めです。

(1) 利き手を、おへその下、利き手側の腰骨近くに当てます。
(2) 利き手の手のひらのつけ根にあるふくらみを使い、腸を体の中心に寄せるように軽く押します。

（3）おへその下までできたら、いったん手を離します。次に、右手の人差し指から小指の４本の指先で、利き手と反対側の腰骨からおへそに向かって、指をつきさすように、腸をかき寄せるようにマッサージします。

（2）～（3）を、20回以上繰り返します。

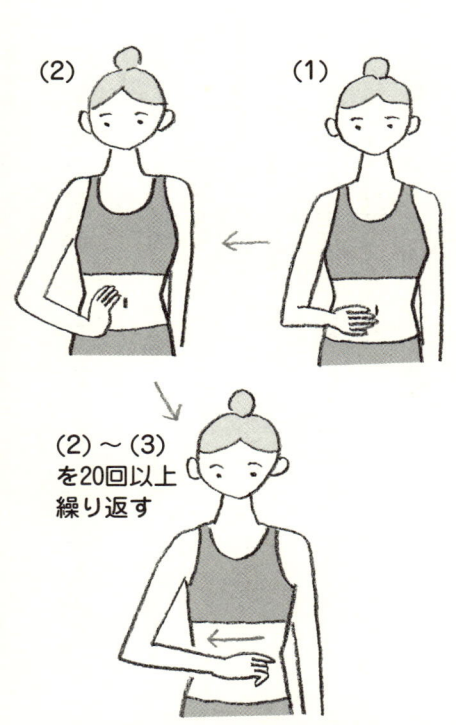

5 こりもほぐれる「頸椎《けいつい》シェイキング」

首の後ろにある骨、頸椎の両脇には、椎骨動脈という血管があり、末端が耳につながっています。

頸椎まわりをやさしくなでて、耳に流れる血液を促します。

(1) 片方の手のひらを使い、頸椎を包み込むように当てます。
(2) 頭に近い上の部分、中央、下と、3カ所を、やさしく左右にシェイクします。合計で1分間行ないます。

首の周辺はデリケートで、弱い力による刺激でも十分に届きます。決して強い力をかけないでください。

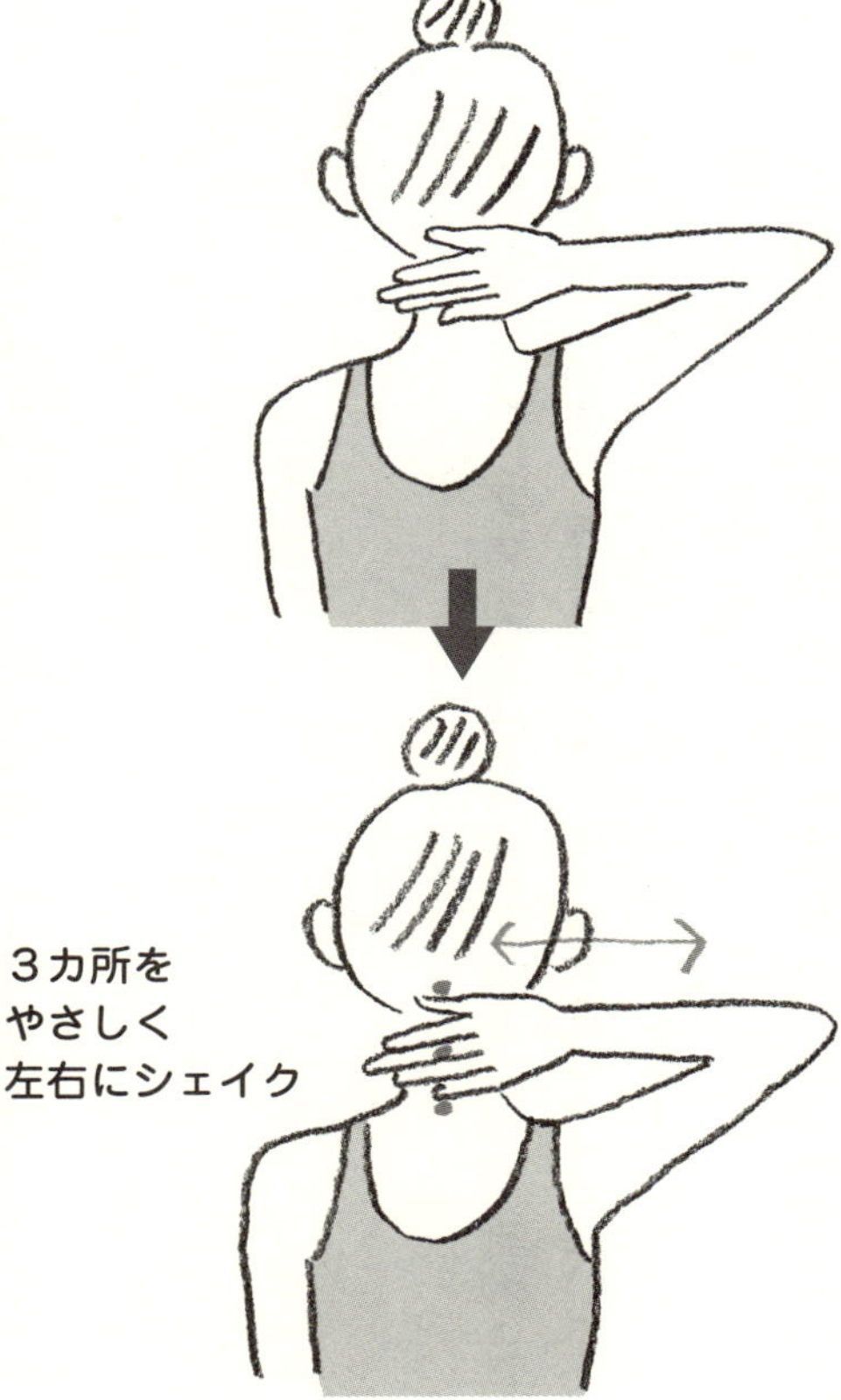
３カ所を
やさしく
左右にシェイク

6 ジワリあったか！「スプーン熱針《ねつばり》療法」

温めたスプーンの柄《え》で皮膚を刺激し血流を促すことで、皮膚から血管でつながる腸の働きを活性化します。また、血液中の免疫物質の分泌も促し、免疫力も高めます。おなかまわりにはたくさんのツボがあるので、自律神経の働きも高まります。

（1）70度のお湯を用意します（お風呂のお湯の温度より高く、沸騰《ふっとう》したお湯よりも低い温度）。温度計がなければ、お茶碗に1㎝くらい水を入れ、そこに沸騰したお湯を、器の半分くらい注ぎます。
（2）スプーンの柄を、3秒間お湯につけます。
（3）柄についた水滴をふき取り、柄の先で3秒間、おへその真上を押します。
（4）おへそを中心に時計回りに2〜3㎝間隔で順に押していきます。正確なツボの位置は意識しなくて大丈夫です。2〜3カ所行なってスプーンの温度が下がったら、またお湯につけて、温めなおして使います。

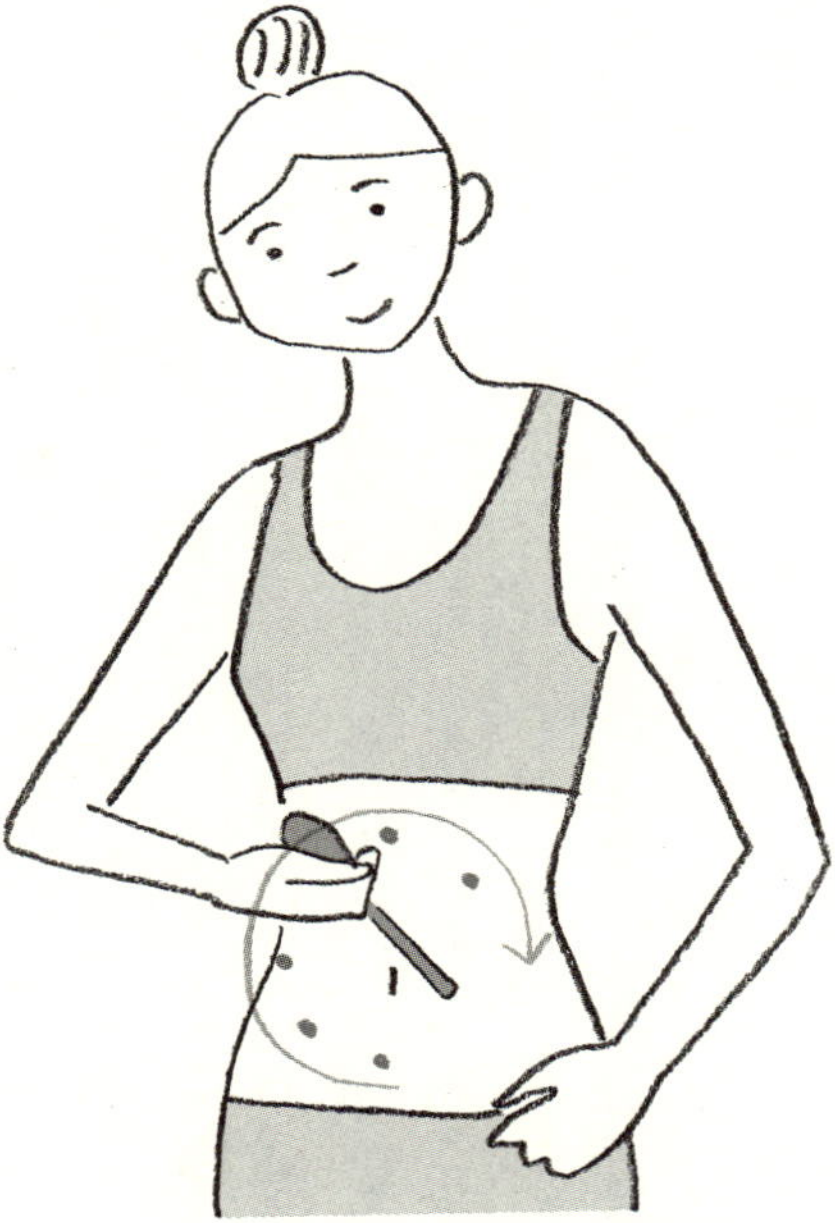

イタ気持ちいい程度の強さで。

7 押せばみるみる元気！「手のツボ3点」

耳をよくするツボの代表的なものが「合谷《ごうこく》」「外関《がいかん》」「中渚《ちゅうしょ》」です。

合谷は、体の中のエネルギーが湧きでるツボといわれ、痛みやこり、ストレスなど、幅広い症状に対して効果を発揮します。とくに自律神経が原因の耳の症状、そして、耳の不調の原因である腸にもしっかり働きかけます。

外関と中渚は、めまいや頭痛、耳鳴りに絶大な効果を発揮するツボです。

・**合谷**　手の親指と人差し指のつけ根にある。
・**外関**　腕の外側、手首から約指3本分の位置で、中指の延長線上、ひじに寄ったところにある。
・**中渚**　小指と薬指のつけ根にある。

(1) 両手にあるそれぞれのツボを、反対側の手でやさしくもみます。
1カ所につき10秒。すべてのツボをもむのに、ちょうど1分です。

ごうこく
合谷

ちゅうしょ
中渚

がいかん
外関

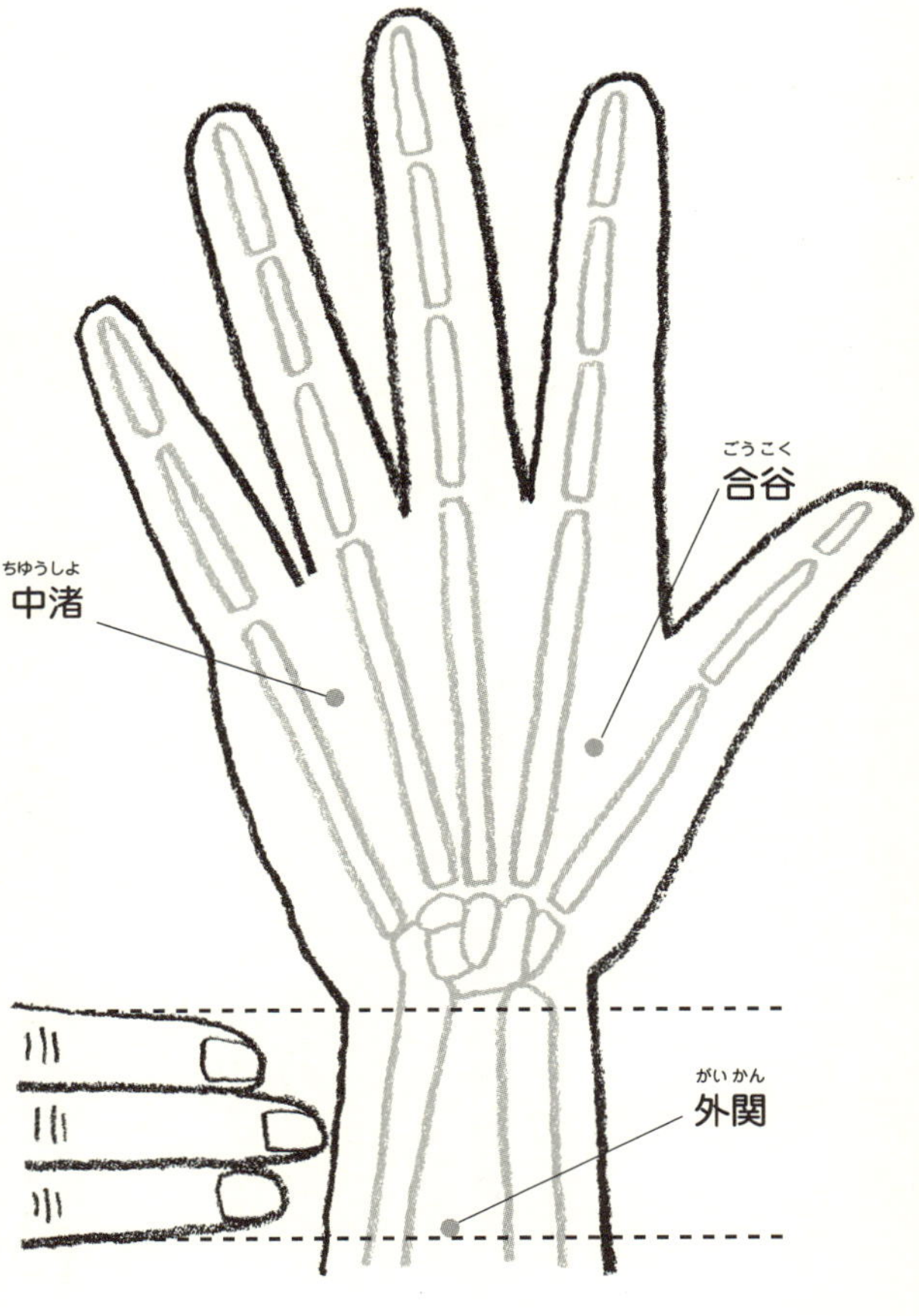

8 下半身のむくみにも！「リンパ流しタッピング」

内耳にある蝸牛の中はリンパ液で満たされています。

自律神経の乱れなど、なんらかの理由で、リンパ液の出し入れのバランスが崩れると、聞こえが悪くなることがあります。そこで、**全身のリンパの流れをスムーズにすること**が、難聴の改善に役立つと考えられるのです。

（1）握りこぶしをつくり、片方の手で反対側の腕と足をトントンとやさしくタッピング（叩《たた》く）。手足の先から体の中心に向かって行ないます。腕、足ともに、前面と背面の両方に行なってください。

スプーンの丸い部分を温めて使うのもよいでしょう。

タッピングをする際に、耳の健康によい影響がある膀胱の経絡上の４つのツボを意識して押すようにすると、さらに効果が倍増します。

・承山《しょうざん》　ふくらはぎの中心線上のアキレス腱が筋肉に変わった部分にある。
・委中《いちゅう》　ひざの裏の横じわの、少し下、中央にある。
・殷門《いんもん》　ひざの裏の横じわと、お尻と太ももの境目を結んだ線の中央にある。
・承扶《しょうふ》　太ももの中心の、お尻と太ももの境目のしわの位置にある。お尻を持ちあげるように押すと、骨に当たる位置にある。

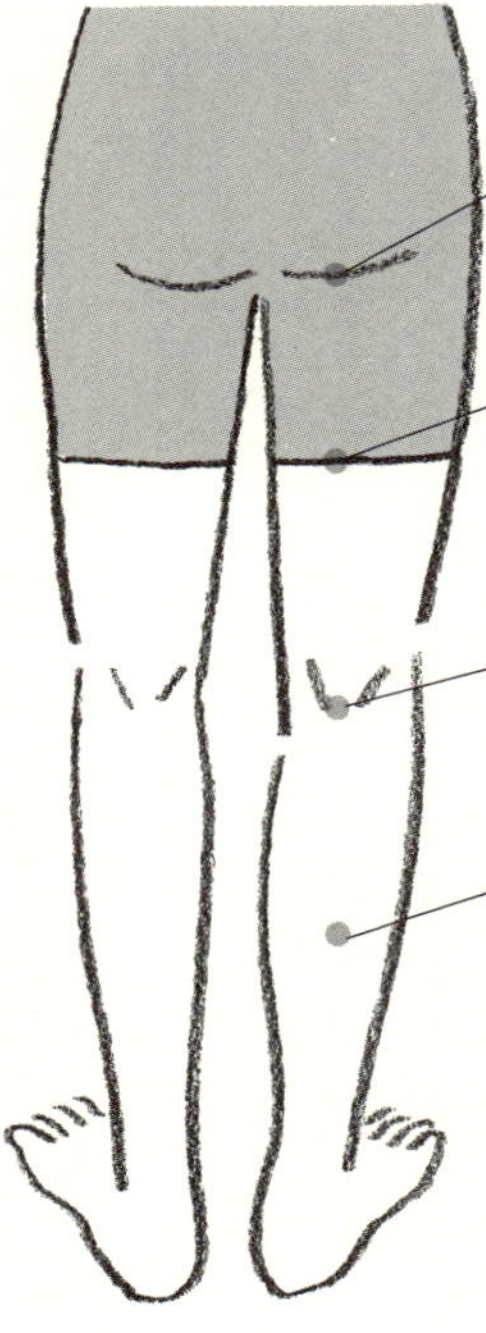

9 うきうきサウンドメディテーション

私たちの体は、心や意識にも大きく左右されます。

たとえば、ストレスがいっぱいの状況が続くと胃が痛む、下痢をするといった経験をしたことがある人は少なくないでしょう。

反対に、**笑ったあとは、がん細胞などを殺すNK細胞（ナチュラルキラー細胞）と呼ばれる細胞の働きが高まる**ことが実験でわかっています。

また、なんの薬効もないただのビタミン剤を「頭痛薬」といって飲ませると、半数くらいの人の頭痛が実際に治ることが実験でわかっています。思い込みには、それだけ強い影響力があるのです。

耳のトラブルも、意識や気持ちが大きく作用します。

「もう年だからダメだ」「治らないといわれた」と、あきらめてしまったら、体もそこで治癒力を発揮することを止めてしまいます。

「聞こえるはず」「聞こえるようになる」と強く思うことで、体は実際にそ

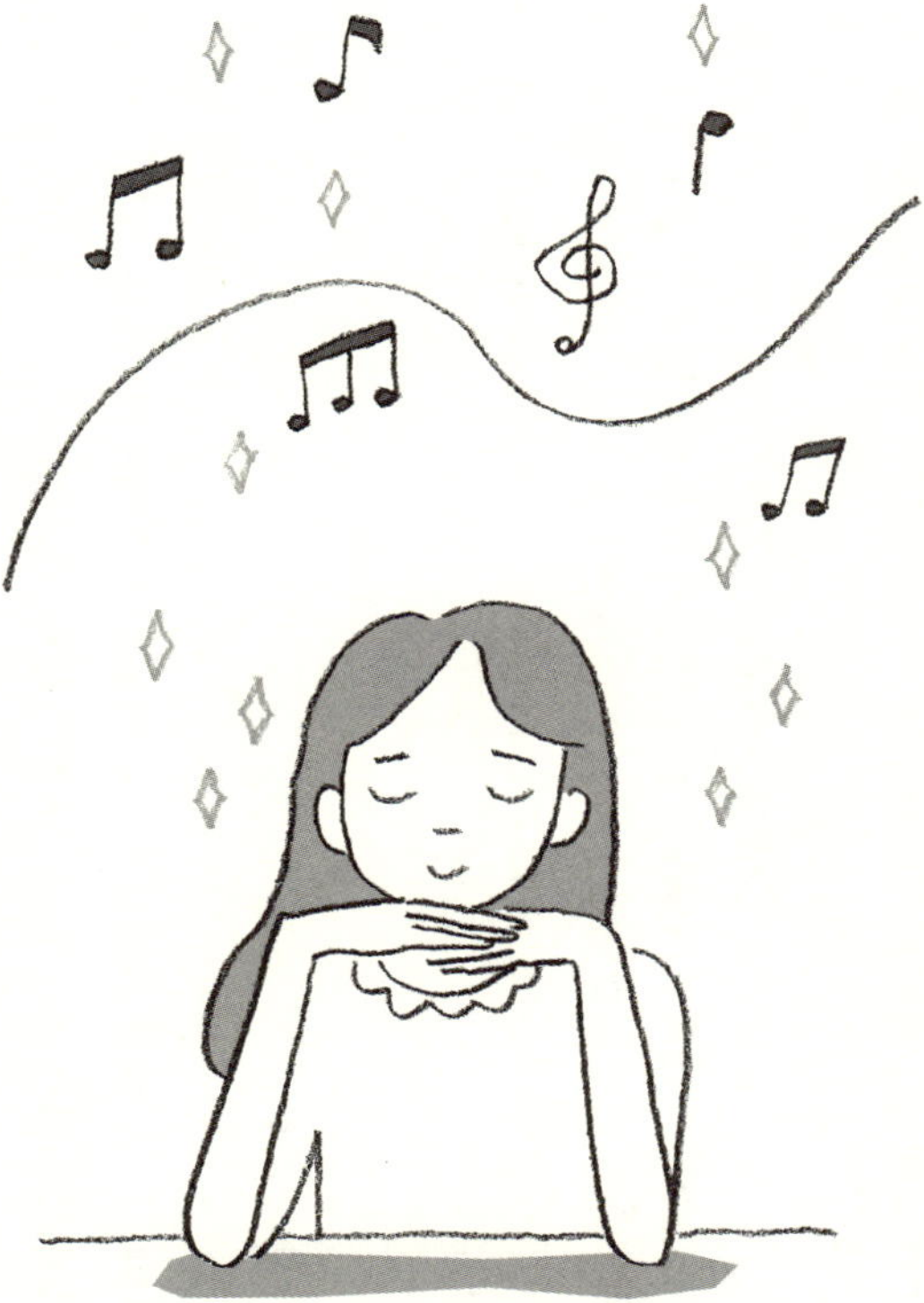

懐かしい鐘の音、大好きな音楽などを思いだしながらリラックス。

うなるように、働きはじめるのです。

サウンドメディテーションは、自分が好きな、そして心地よい音を思いだすことで、聞こえていた記憶を呼び覚まし、聴神経を刺激していきます。

私の治療院での実際に鈴の音を聞くトレーニングでは、サウンドメディテーションをしたあとのほうが、しないときよりも、よく聞こえる人の数が増えます。

（1）椅子に座って目をつぶり、ゆったりとリラックスします。
（2）小鳥のさえずりや、鈴虫などの心地よく風情《ふぜい》ある虫の声、川のせせらぎや波の打ち返す音などの自然の音、家族の笑い声やお祭りの太鼓《たいこ》の音など、楽しいことを連想させる音を思いだしましょう。

サウンドメディテーションは最低1分、それ以上は何分行なってもかまいません。また、1日に何度行なってもかまいません。

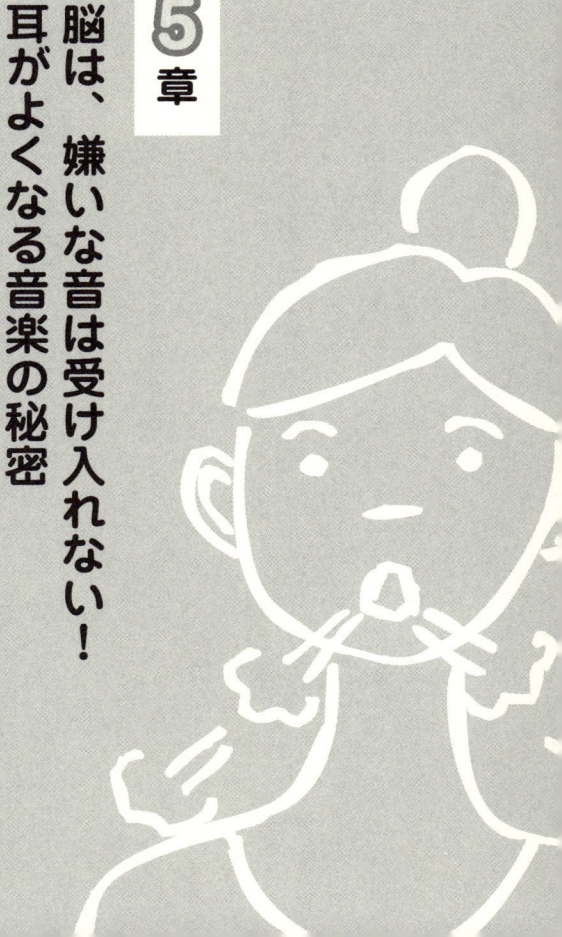

第5章

脳は、嫌いな音は受け入れない！耳がよくなる音楽の秘密

――心地いい音をたっぷりと♪

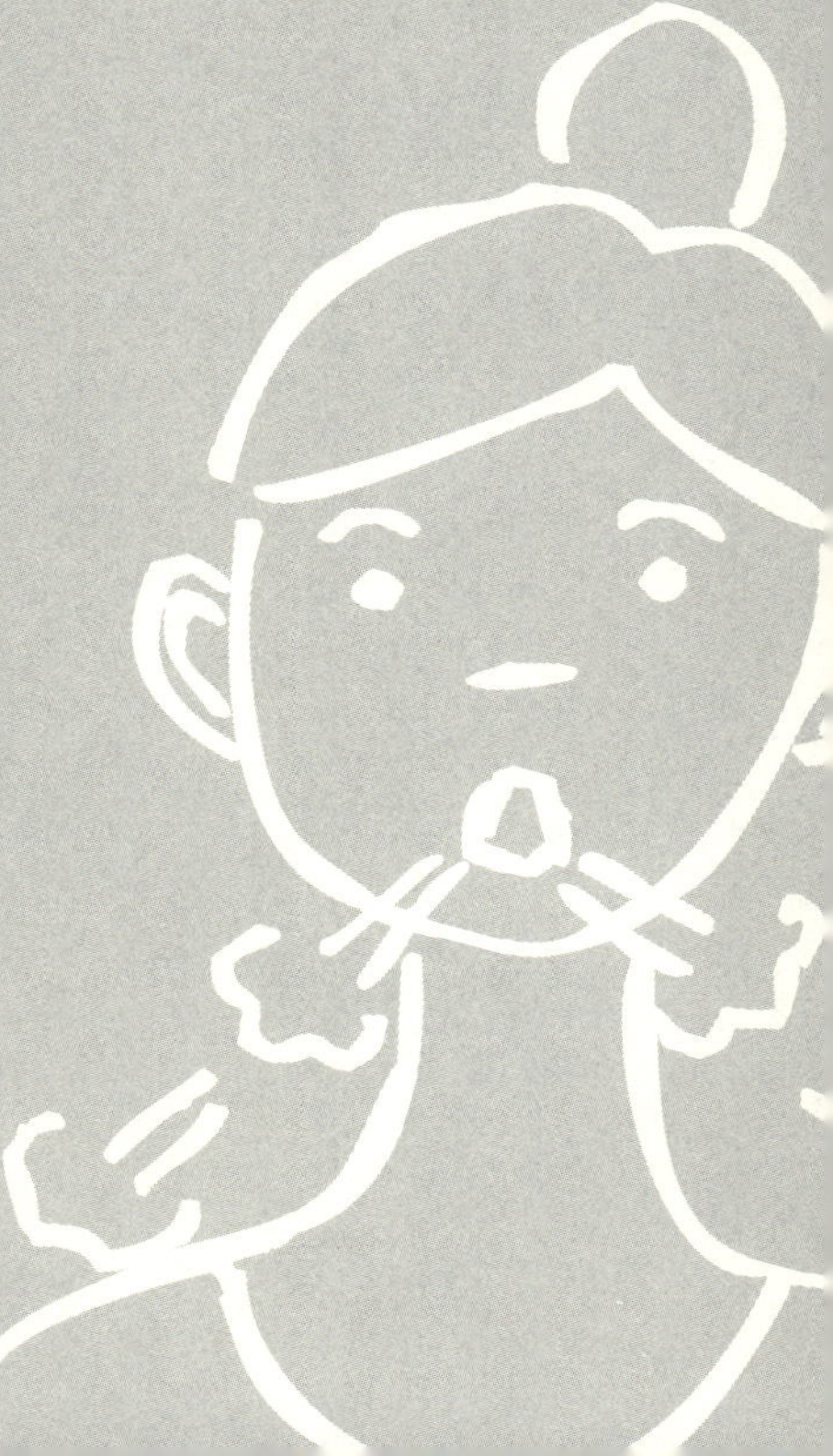

「脳」が手伝ってくれるから、音が聞こえる

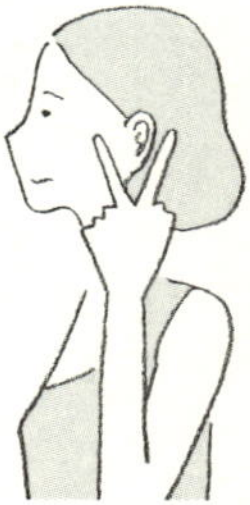

池に小石を投げ込んだら、どうなるでしょうか？

小石がポチャンと池に落ちたところで水が跳《は》ね、そこから周囲に波紋《はもん》が広がりますね。

音の振動は、この**波と同じようなもの**と考えると、わかりやすいでしょう。空気などを通して、音は波紋のように一定の方向に広がり進むのです。

そして、耳が音をキャッチして、鼓膜や耳小骨を通して、奥へ奥へと運びます。音の振動は、最終的に、蝸牛の中にある有毛細胞で電気信号に変換され、聴神経を通って脳に達します。

実は、脳に達する手前までの、音が耳の中を通っている最中は、私たちは

まだ、この振動を「音」として認識していません。

振動を感じて、「音が聞こえた」と解釈するのは、脳の役目なのです。

耳を通じて届いた音は、最終的に、脳の側頭葉にある聴覚皮質で音と認識されます。

音は、そこに到達するまでの間に、音の大きさや、言葉ならその内容、目でとらえたものや過去の音の記憶などの情報をピックアップして照合し、その音の持つ意味を認識するのです。

「ああ、これは赤ちゃんがおなかをすかせて泣いている声だ」

「雷の音が近づいてきた！　早く雨宿《あまやど》り先をさがそう」などなど。

こうした判断をするのにかかる時間は、わずか0・1秒といわれています。

いかに脳が素早く、複雑な働きをしているかがわかるでしょう。このように音は、耳と脳との巧みな連係プレーによって聞こえる仕組みになっているのです。

「嫌ナ音ハ無視シマス！」わがままな脳をうまく使うには？

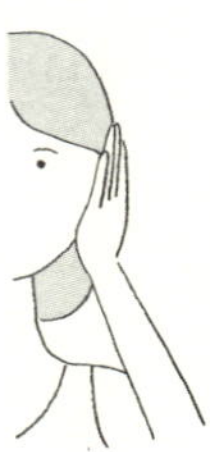

脳は、音の振動が内耳に伝わり、電気信号を受け取ったとき、**「これは必要ない」「聞きたくない」と判断すると、「無視しろ」という命令をだす**ことがあります。脳は、自分の好きな音、興味がある音に優先して注意を向け、**嫌いな音はできるだけ受け入れないようにする**という面があるのです。

この仕組みがあるからこそ、私たちは音の洪水に溺《おぼ》れずにすんでいます。

私たちのまわりには、テレビの音、冷蔵庫のモーター音、近所の犬の吠える声、車の走る音、人の話し声など、さまざまな音があふれています。

そして私たちは、その中から聞きたい音だけを選んで聞いているのです。

だからこそ、人混みでも、自分の名前を呼ばれたら気づくことができますし、大勢の人が集まる雑踏の中でも、自分と話をしている相手の声を聞き分けることができるのです。

こうして、雑音が多いところでも、自分が必要とする音だけを聞き取れることを「カクテルパーティー効果」と呼びます。

私の治療院でも、治療の一環として10種類以上の鈴を用意して患者さんに聞いてもらっています。面白いことに、やはり患者さんが好きだと思う鈴の音はよく聞こえ、気に入らない音は「よく聞こえない」といいます。

また、人の好みは十人十色で、それぞれに違う鈴の音を好みます。

ですから、聞く力をアップしようとするなら、まずは自分の好きな音や心地いいと感じる音を探し、その音をよく聞くようにしましょう。

ちなみに、ご家族の方は、耳の悪い人が耳をふさぎたくなるような小言をガミガミといわないようにしてあげることも大切です。

血流が悪いと、「毛」が抜けて聞こえなくなる

「好きな音しか聞きたくない！」

そんな脳のわがままを叶《かな》えているのが、内耳の蝸牛の中にある**有毛細胞**。

有毛細胞とは、名前の通り、数十本もの「毛」が生えている細胞です。

蝸牛の内壁には、約1万2000個の外有毛細胞が3列、約3500個の内有毛細胞が1列に並んでいます。

有毛細胞は、位置する場所により、担当する音域が決まっています。

10Hzならこのあたり、1キロHzならこのあたりの有毛細胞というように、伝わってきた周波数によって、特定の有毛細胞が働くのです。

有毛細胞は、蝸牛に伝わってきた振動を、ただそのまま電気信号に変えて

脳に送っているのではありません。

変換するときに、複雑な音の成分を単純化し、なおかつ、小さな音を増幅したり、似た音を区別したりして、脳が認識しやすいようにしているのです。音や声、たとえば「ゴーン」という鐘の音や、「おはよう」という単純な一言にも、たくさんの周波数が含まれています。

それをそのまま脳に送り込んだら、多すぎる情報に脳はアップアップしてしまいます。そこで、有毛細胞が大切な音だけを選び、わかりやすく調整しているのです。だから、「これはお寺の鐘の音だ」とか、「朝のあいさつだ」ということが一瞬で判断できるのです。

こんな複雑な仕事をしている有毛細胞は、とても働き者で、1秒間に、最大で2万回ものスピードで激しく動きます。

そのため、**血流が悪いと栄養が運ばれてこなくなるため栄養不足になり、疲れ果てて休眠状態に陥ったり、最悪の場合、毛が抜け落ちたりする**こともあります。血流をよくすることは、耳の健康維持に必須なのです。

聴覚神経が弱ってきているサイン

耳で電気信号に変えた音を、脳に伝えるのが聴覚神経です。

この聴覚神経が、なんらかの理由で弱ったり壊死《えし》したりしてしまうと、音がほとんど聞こえなくなります。

また、聴覚神経がダメージを受けると、エクササイズや治療の効果があらわれるスピードが、格段に遅くなってしまいます。

しかし、残念なことに、こうした内耳より奥で起こるトラブルは、耳鼻咽喉科の検査では、ほとんど発見することはできません。痛みを感じることもほとんどないので、知らない間にどんどん悪化します。

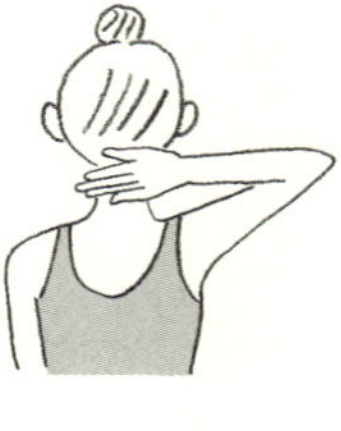

聴覚神経が弱ってきているとわかる唯一のサインが、「耳の遠さ」です。

ですから、テレビの音が大きいといわれた、呼びかけられても気づかないことが多いなどのサインがあらわれたら、「まだ、大丈夫」などと思わずに、早めに対策を講じてほしいのです。

これまでの医学界では、「人間の体は、筋肉を動かす末梢《まつしょう》神経の神経繊維は、ダメージを受けても再生するが、中枢である脳の神経繊維は再生しない」というのが定説でした。

ところが近年、大人の猿やマウスで、ダメージを与えた**脳の神経繊維が再生された**という研究結果が次々に発表されています。

この結果からすれば、人間も、いくつになっても脳の神経繊維が再生される可能性があると考えられるでしょう。

今まで常識だと思われていたことが、あとになってくつがえされた例は、たくさんあります。ですから「年を取ったら聞こえなくなるもの」「難聴は治らない」という言葉を鵜《う》のみにせずに、できることに取り組んでください。

難聴だからこそ「ステキな音」をたくさん聞こう

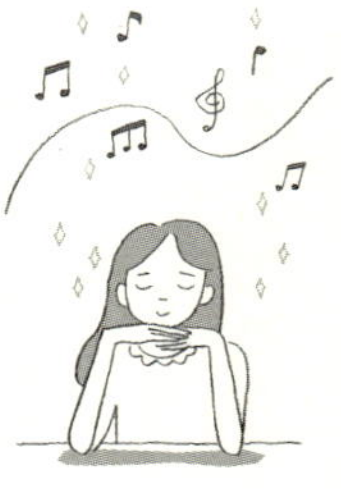

音と脳の関係を示す、面白い実験結果があります。

この実験は、大阪大学の教授が、突発性難聴の患者さんに行ない、2014年に『サイエンティフィックリポーツ』という、電子ジャーナルに掲載されたものです。

突発性難聴は、通常、**片方の耳だけ**が聞こえづらくなります。

すると、たいていの患者さんは、聞こえる耳ばかりを使うようになります。**聞こえなくなった耳で聞こうとしなくなるため、使わなくなった脳の活動が低下してしまう**ということが起こりがちでした。

たとえていえば、片方の足を骨折して、ギプスで固定せざるをえなくなったときのようなものです。動かせないほうの足は、数週間もすると筋肉がおとろえ、健康な足と比べて細くなり、弱ってしまいます。

人間の体の機能は、使わないと、どんどんおとろえてしまうのです。

そのため、この実験では、**突発性難聴で聞こえが悪くなったほうの耳で、音楽を聴いてもらう**ようにしたのです。

突発性難聴は、内耳の炎症が一因と考えられることが多いため、これまでの治療の方法は、ステロイド剤の点滴をし、安静にすごしてもらうことが主流でした。

この実験でも、ステロイド剤の点滴は行ないましたが、それに加えて、難聴を発症した耳で、1日6時間、音楽を聴いてもらったのです。

3カ月後の結果は、音楽を聴き続けた患者さんは、ステロイド療法のみだった患者さんに比べ、聞こえが悪くなったほうの耳の聴力が著しくアップ。

そして、入院時にはおとろえていた聞こえに影響する部分の脳の働きが、**難聴でない人の平均に近づいた**のです。

最高に心地いい！「好きな音を聞く」療法

私の治療院での治療に、「好きな音をまいにち聞く」というものがあります。

治療院には常に、10種類以上の鈴が用意してあり、ひとつずつ鈴を鳴らして、患者さんに好きな音の鈴を選んでもらうのです。

次に、耳元で鈴を鳴らして音を味わい、脳が「いい音だな」と感じ、「もっと聞いていたい」という気持ちになったところでストップします。

その鈴を、今度は耳から少し距離を離したところで鳴らします。すると、好きな音に敏感になっていた脳が、一生懸命音をとらえようとします。

「どうせ聞こえない」と怠けていた脳が活性化するのです。

少し離れた距離でも聞こえるようになったら、さらに距離を広げます。

少しずつ、10センチくらいずつ遠ざけていきながら、鈴を鳴らしましょう。**好きな音をまいにち、数分間聞くだけでも脳の働きが高まり、聞こえづらさが解消していくはずです。**自宅で行なうときは、鈴でなく、好きな音がでる風鈴や、グラスをスプーンでたたくのもいいでしょう。

もっと遠くで鳴らしたい、でも手伝ってくれる人がいないという場合は、ひもをつけて引っぱるなどの工夫をしてみてください。

五感を刺激して脳をいきいきと目覚めさせよう

人間の五感（視覚、聴覚、嗅覚、触覚、味覚）には、自律神経が深くかかわっています。自律神経の働きがおとろえると、当然、五感も鈍くなります。

そうなると、見たり、聞いたりして働くはずの脳まで、どんどんおとろえてしまうという、悪いスパイラルにはまってしまいます。

この悪循環を断ち切るために簡単にできることは、五感を刺激すること。

視覚を刺激するには、海や山など自然の中へでかけられれば一番いいのですが、普段の生活では、オフィスの窓から夜空の月を眺める、電線にとまっている小鳥を見る、道ばたに咲く花を見る、などというのもよいでしょう。

聴覚を刺激するには、小鳥の声や虫の音に耳をすましてみましょう。カフェなどで流れるＢＧＭに耳を傾けるのもいい刺激になります。

嗅覚は、季節の花の香りやコーヒーの香りを味わうなど。

触覚は、自分で自分の肩をもむとか、ペットをなでてあげるほか、ガーデニングをして土や植物と触れ合うというのもよいことです。

味覚を刺激するには、旬の食材を味わうことです。歯ごたえがあるものや、とろっとしたものなど、食感の違いを意識するといいでしょう。

第6章

まいにち「耳力」アップ！
体が若返る生活習慣

——食べ方、眠り、服装、耳掃除……

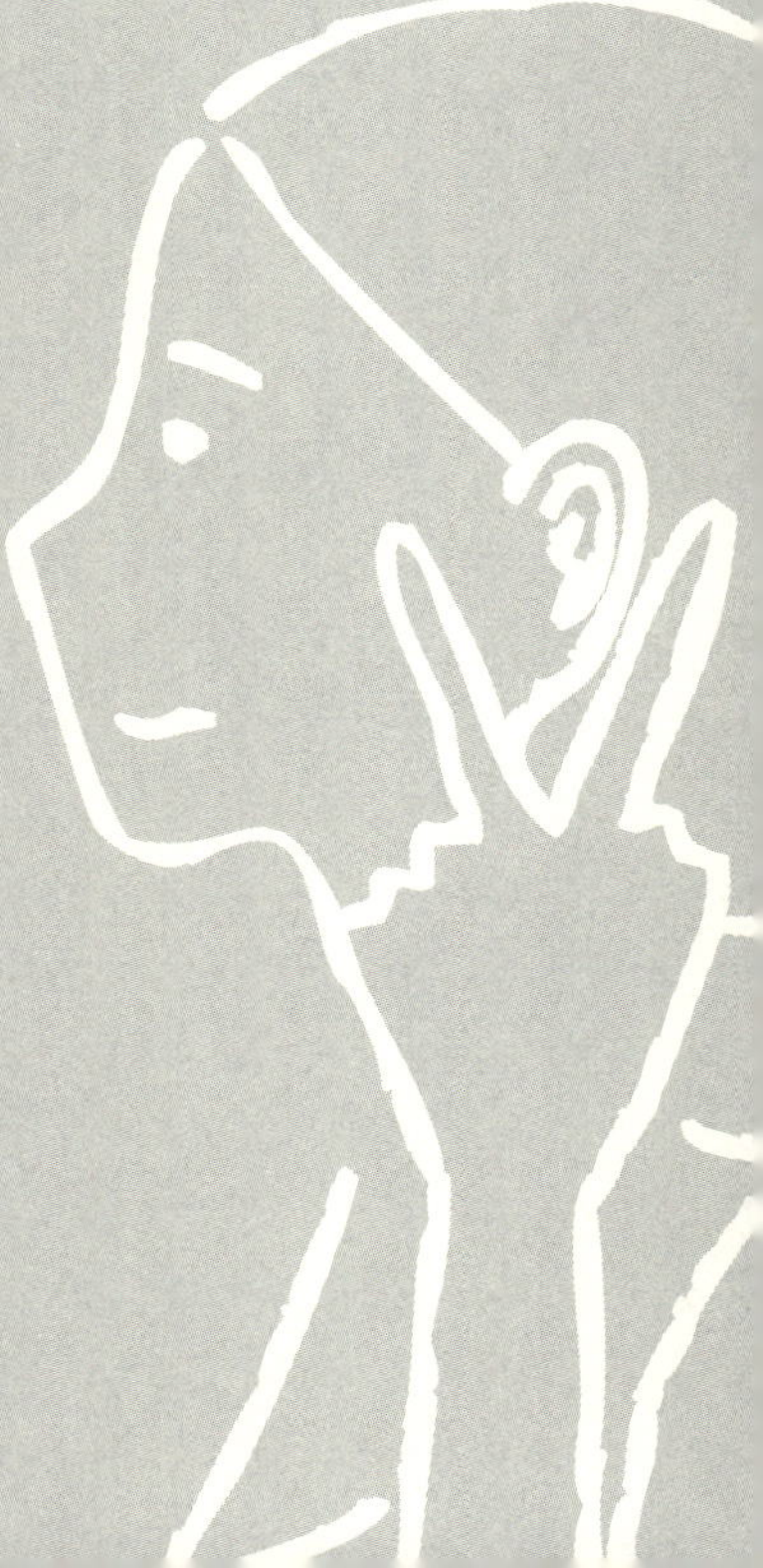

自分でできる「耳力」を高める習慣
——結局、これがものをいう

なにげない日々の習慣、たとえば、夜寝る時間や朝起きる時間、休日にはなにをしているか、食事は自炊か外食かなどは、あなたが考える以上に、耳の健康に大きく影響します。

耳の不調や病気の多くは、ある日突然、発症するものではありません。**日々の積み重ねが、じわじわと耳の状態を変えて起こるのです。**

だからこそ、私は、治療院を訪れる患者さんたちに、必ず、生活状態を詳しくたずねます。職種や毎日の労働時間、入浴はシャワーだけか湯船につかるかということのほか、家族関係やストレスなど、差し障りのない範囲で教えてもらいます。

そして、「これだけはやってほしい」と考える、耳トラブルを解消するための生活習慣を提案すると、「こんなに簡単なことで本当に耳がよくなるの？」と驚かれることがあります。

しかし、本来健康とは、病院に通ったり、治療を受けたりして手に入れるものではありません。**特別なことは必要ありません。小さなことの積み重ねが、しっかりとした体の土台をつくり、生理的な変化を遅らせるのです。**

本章では、私が治療院でお勧めしている生活習慣を公開していきます。

①「生きているもの」をまいにち食べる

耳にトラブルを抱える多くの患者さんと接していて、痛切に感じるのが、

ひどく食生活が乱れていることです。

私たちの体は、食べたものでつくられていることを忘れてはいけません。

「口に入っておなかがいっぱいになれば、なにを食べても同じ」ではないのです。

また巷《ちまた》では、テレビや雑誌などで「健康になる」という食べ物や食事法が、日々たくさん紹介されています。情報の多さに圧倒されて、体にいい食べ物を選びたいけれど、結局どれがいいのかわからないという人もいるでしょう。

でも実は、本当に耳や体にいい食べ方は、いたってシンプルなのです。

私は患者さんには、「生きているもの」を中心に食べることを勧めています。

私がここでいう、「**生きているもの**」とは、**酵素が多く含まれるもの**のこと。

酵素は、私たちが健康に生きていくうえで欠かせない物質です。

食べたものを消化、吸収することにはじまり、呼吸をする、手足を動かす、老廃物を排泄する、病原菌と戦うなど、人間のすべての活動にかかわり媒介しているのが酵素だからです。

私たちの体内にある潜在酵素の量は、加齢とともに減少します。そのため食事から補給しなければ必要な酵素の量を維持できず、体の働きはどんどんおとろえてしまうのです。

酵素は、果物、生野菜、お刺身などの生ものや、味噌《みそ》、納豆、しょうゆ、ぬか漬け、チーズなどの発酵食品にたっぷり含まれています。

酵素を多く摂取するには、次のような小さなことに気をつけるだけで十分です。ぜひ今日からはじめてみてください。

・朝ごはんに、納豆とぬかづけを食べる。
・外食では、サラダを追加する。
・家では、野菜たっぷりのみそ汁を食べる。
・魚を食べるときは、刺し身の回数を増やす。
・デザートにフルーツを食べる。

②ダイエットしすぎで栄養失調になるのを避ける

「酵素をたっぷり摂取しましょう」

こういうと、「じゃあ、生野菜を食べればいいのね」と、サラダばかり食べる人がでてきます。

とくに女性には、「ダイエットにもなるし、一石二鳥！」と、毎食、生野菜しか食べないせいで栄養不足になり、耳の調子を悪化させる人が少なくありません。**いくら生野菜から酵素を摂《と》ったとしても、体をつくるほかの栄養が足りなくなってしまっては意味がありません。**

体をつくる基本的な栄養素には、タンパク質、炭水化物、脂肪などがあります。

また、女性は、鉄分を効率よく摂取できる、動物性タンパク質が不足しがちで、鉄欠乏性貧血がよく見られます。

タンパク質と鉄が両方不足すると、タンパク質と鉄からつくられる、血液中の赤血球の赤い色素である、ヘモグロビンが減少します。

すると、ヘモグロビンが司る、血液の細胞に酸素を送り届ける働きがおとろえ、耳をはじめ、体中の細胞に酸素が届きづらくなってしまうのです。

パセリや大根の葉、海苔《のり》やひじきなどの海藻にも、鉄分は多く含まれています。ただ、これらの鉄分は非ヘム鉄と呼ばれ、体内への吸収効率が、牛肉、カツオ、卵など動物性のタンパク質に含まれるヘム鉄より劣ります。

坂道を歩くと息切れがする、疲れやすいなどの貧血の症状がある人は、耳の状態が少しずつおとろえている可能性があります。**極端になにかが足りない状態にならないよう、栄養のバランスを取ることが大事なのです。**

③夜は12時前にベッドに入る（規則正しい生活）

夜更《よふ》かしや徹夜をしょっちゅうするような不規則な生活は、まぎれもなく、難聴の大きな原因のひとつとなります。

「規則正しい生活を送って体のリズムを整えても、朝起きるのが楽になるくらいで、とくにいいことはないのでは？」と考えるかもしれません。

しかし、体のリズムが整うと、耳のトラブル改善に必要な、ある大切な機能が正常化します。そう、自律神経のバランスが整うのです。

これが大きいのです。

夜更かしをしていると、本来なら副交感神経が活発になるべき時間帯に、交感神経が優位になってしまいます。そして自律神経が乱れて耳の機能低下をもたらすうえに、血流の悪化や内臓の働きの低下も招いてしまいます。

また、夜遅くまで起きていると、**細胞や組織の再生を促す、成長ホルモン**の分泌が阻害されることもわかっています。

成長ホルモンは、眠りについてから2時間くらいまでの間、深い睡眠のときに分泌されます。しかし、その深い睡眠の時間が、夜中の3時以降だと、成長ホルモンはつくられなくなってしまうのです。つまり、**夜中の2時をすぎてから寝ると、成長ホルモンが不足**してしまい、日中に騒音や血流の悪さでダメージを受けた耳の細胞が、修復されにくくなるのです。

ＩＴ企業に勤めるある40代の男性は、典型的な仕事人間で、週末もろくに休まず働いてばかりいました。平日は、残業して終電で帰宅、しょっちゅう会社で徹夜するような日々を送っていたら、ある日突然、突発性難聴になり、左耳が聞こえなくなってしまったのです。あわてて病院にいったところ、集中して治療を行なうための入院を勧められました。ところが、1週間入院しても改善しません。そこで退院後に、心配した奥さんと一緒に、私の治療院にいらしたのです。

多くの働き盛りの人たちと同様に、彼も、まさか残業や徹夜くらいで耳が聞こえなくなるとは、思ってもいなかったようです。

しかし、私は規則正しい生活をする大切さを何度も説明し、奥さんにも協力をお願いして、次のような生活習慣の改善を図り、数カ月後に突発性難聴を改善させたのです。

・仕事はできるだけ、昼間に集中して行ない、徹夜は避ける。
・週末は1日でもいいからしっかり休みを取る。
・朝は決まった時間にきちんと起きて、ご飯を食べる。
・帰りが遅くなる日は、会社でバナナなどを食べ、帰宅後の食事は軽くする。
・仕事の合間に「耳トレ」や深呼吸、サウンドメディテーションをする。

④寝たまま深呼吸を20回

せっかく早く床につくのであれば、よりよい睡眠を取って、体の修復を促したいもの。そのために、ベッドの中で寝たままできる超簡単な方法があります。

それは、おなかいっぱいに空気を吸い込んで、深呼吸をすること。

深い呼吸には、皆さんが考えている以上に素晴らしい効果があります。

意識して深い呼吸をすることで、体の隅々の細胞にまで酸素がいきわたり、起きている間に一生懸命働いてくれた耳や全身の疲労回復を促します。

次に、肺にたっぷり空気を吸い込むと、入った空気が肋骨《ろっこつ》を広げ、横隔膜《おうかくまく》を押し下げて内臓を下に押しだします。これは、内臓のマッサージになりますから、胃腸を活性化してくれるのです。

また、深い呼吸は副交感神経を活性化し、緊張をときほぐしてくれますから自律神経のバランスも整い、ぐっすりとよく眠れるようになるのです。

深呼吸のポイントは、最初に、口からできるだけ多く息を吐きだすこと。

おなかがぺったんこになるまで吐きだせば、自然と空気をたっぷり取り入れることができます。

そして息を吸うときは、鼻から、胸、脇、おなかや、背中のほうまでたっぷりと息を入れるように吸い込みます。

「もう、これ以上吸えない！」というところまで吸い込んだら、ゆっくりと息を、口から吐きだします。20回を目安にしてみましょう。

患者さんに勧めると、「何回やったか数えているうちに寝てしまった！」などといわれますので、あまり多くはできないかもしれませんね。

⑤音楽は まわりが静かなところで聴く

音楽を聴くのは好きだけど、難聴にはなりたくないという人は、次のような工夫をしてみてください。

まず、**電車の中など、まわりがうるさいところでは音楽を聴かないこと。**

私たちの耳は、聞きたい音の大きさが、まわりの騒音より、20dB以上大きくないと、うまく音を聞き取ることができません。

通勤電車の中の騒音は、平均して80dBもあるといわれています。その中で音楽を聴こうとすると、必然的に音楽を80dB以上にまで大きくすることになります。ですから、できるだけまわりが静かな場所のほうが、聴き取りやすく、耳のためによいのです。

たとえば、通勤電車の中では本を読み、家に着いてから音楽を聴くなど、場所を変えてみましょう。

どうしても通勤時間に電車の中で音楽を聴きたいという場合は、イヤホンをヘッドホンに変えてみましょう。イヤホンに比べ、ヘッドホンで耳まわりを覆《おお》うと、環境の騒音を10dB程度は遮断できます。

また、コンサートやイベントなどで音楽を楽しんだあとに、**耳にキーンという音がしばらく残ったり、耳がつまったような感じになったりしたなら、耳を酷使したサイン**です。

この場合、どれだけ音楽がまた聴きたくなっても、最低でもこの状態が治まるまで、1~2日は耳を休ませましょう。

通勤電車の中で、毎日音楽を聴いている人も、週末は散歩をしたり、スポーツをしたりするなど、別のことをして音楽を聴かない日をつくりましょう。

⑥耳掃除は2週間に一度まで

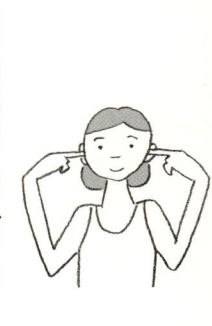

耳掃除をしないと、耳垢はどれくらいの期間で、耳に悪影響をおよぼすほどたまるのでしょうか？

個人差はありますが、皆さんが思うほど耳垢はたまらないものです。

一般的には、1年間まったくなにもしないでいると、耳垢が外耳道をふさぎ、聞こえが悪くなってしまう原因になる程度だといわれています。

それなのに毎日、綿棒で耳の穴をこすって傷をつけてしまい、外耳炎になって病院に駆け込む人も少なくないのです。

耳掃除をするのは、**2週間に一度で十分**です。また、太い綿棒をぐいぐい入れてはいけません。**耳垢を奥に押し込んでしまって外耳道をふさぐ原因になる**からです。細めの綿棒で奥から外に、やさしくかきだすようにしてください。

またもうひとつ、耳掃除のしすぎがよくない理由に、**アーノルド神経の刺激になるから**ということがあります。

外耳道の知覚を支配している迷走神経の枝に、アーノルド神経と呼ばれる神経があります。

迷走神経とは、飲み込んだ飲食物が気管に入らないよう調整したり、気管にたまった痰《たん》や、気管に入ってしまった異物を吐きださせるために咳《せき》を起こしたりする役目があります。

耳掃除をすると咳がでる人がいますが、これはアーノルド神経の反射によって起こっているのです。耳かきでアーノルド神経を刺激しすぎてしまうと、血圧低下や心拍数減少などのショック状態を引き起こすこともあります。

⑦腹巻をして腸を温める

近年、女性の間で腹巻が流行っていますが、私は、腹巻は耳のために、非常によい習慣だと思っています。

薄着や運動不足などでおなかまわりが冷えると、胃腸の働きが鈍くなります。すると、内臓疾患や、その結果の血流悪化、そして自律神経の乱れが連鎖して起こるからです。

おなかまわりを温める腹巻は、胃腸の働きを活性化し、血液の流れを促して自律神経のバランスを整えてくれます。最近では、生地が薄くて上着のシルエットに響かないものも多くありますので、夜寝るときだけでなく、昼間もつけてみてください。

また私は、夏でもすることをお勧めします。なぜなら、最近でこそエコが叫ばれ、冷房の温度を高めに設定する場所が増えていますが、強烈に冷房を効かせているところが、まだまだたくさんあるからです。

室温と外気温の差が大きいと、体がストレスを感じ、体温調節がうまくいかなくなってしまいます。腹巻をして体が極端に冷えないようにしておくと、自律神経のバランスをよい状態に維持することができるのです。

⑧寝る前2時間はパソコン、スマホを触らない

近年、スマートフォンやパソコンの画面から発生する、ブルーライトが

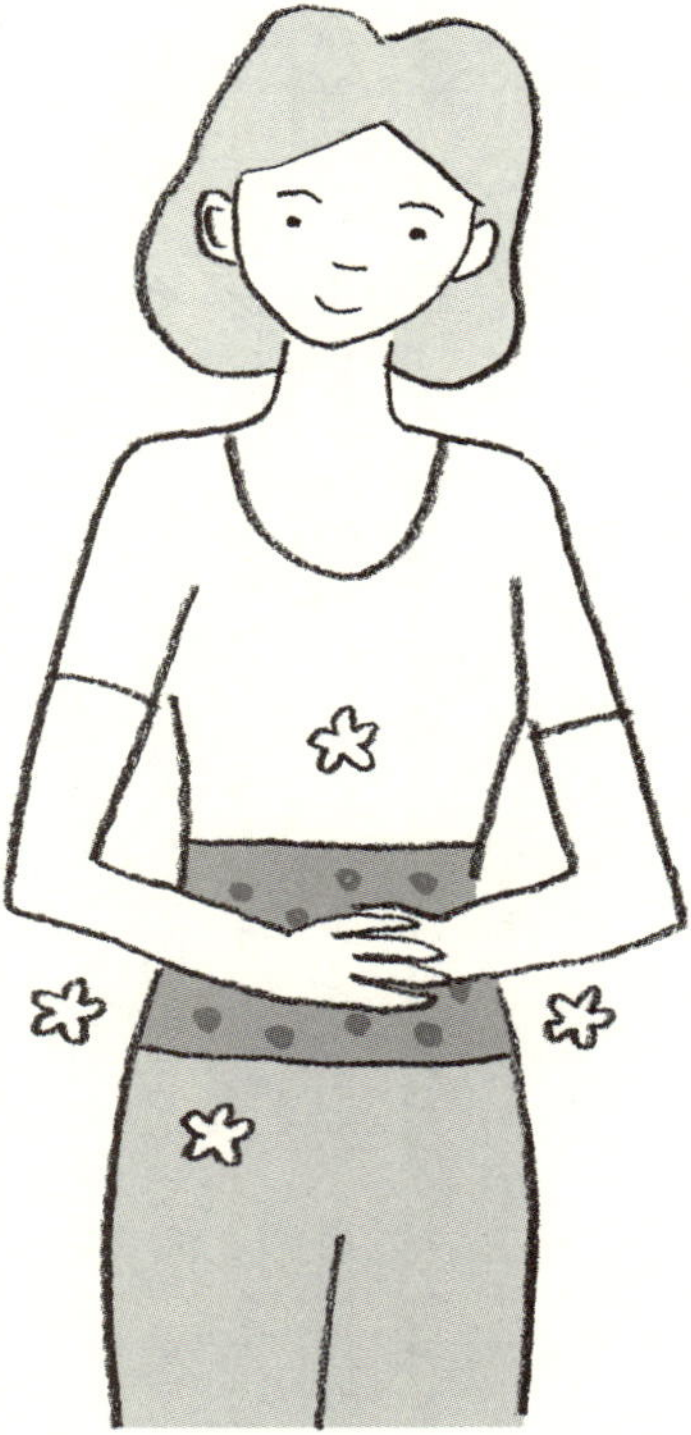

夏でも腹巻をぜひ！

「目が疲れる原因になる」と話題になっています。

このブルーライトは、目だけではなく、耳の健康にも悪影響をおよぼします。

なぜなら、ブルーライトは、脳内で分泌される、眠気を誘うホルモンである、メラトニンの生成を抑制してしまうからです。

メラトニンがつくられないと、夜、なかなか眠くならなくなります。

「寝るまでの間、少しだけ……」と、スマートフォンやパソコンをいじって逆に目が冴《さ》えてしまいます。睡眠のリズムが狂うと、当然、自律神経のバランスが乱れ、体を修復する成長ホルモンの分泌にも悪影響をおよぼします。

携帯電話やスマートフォン、タブレットやパソコンなどは、仕事や情報収集などで使わざるを得ない場合もあるでしょう。

でもせめて、夜寝る2～3時間前は、使用を控えてほしいのです。また日頃から**ブルーライトをカットするメガネや、パソコンの画面に貼るフィルム**なども活用することをお勧めします。

⑨補聴器は、専門店で購入する

２０１２年に、イギリス、アメリカ、フランス、ドイツなどの国々で、世界的な補聴器の市場調査が行なわれました。

この調査によると、欧米では補聴器が必要と考えられる人の約30％が補聴器を実際に使用しているのに対して、日本ではわずか14％でした。

また、使っている補聴器に対しての満足度は、ドイツやイギリスでは70～80％の人が満足しているのに比べ、日本ではたったの36％だったのです。

なぜ日本では補聴器が普及しないうえに、こんなに満足度が低いのでしょうか？　考えられる理由として、売る方も買う方も、補聴器に対する理解が低いことがあげられます。

たとえば、「集音器」と「補聴器」の違いはご存知でしょうか？「集音器」という名前すら聞いたことがない人も、けっこういるでしょう。

補聴器は、医療機器です。補聴器はメーカーが厚生労働省に申請し、医療機器として認定されなければなりません。

また補聴器は、騒音の中で音を聞き取りやすくする機能や、必要以上に音を増幅して耳を痛めないようにする機能などがついています。

一方、**集音器は、医療機器ではありません。**誰でも販売することができます。そのため、値段は手ごろなのですが、単に音を大きくするだけのものが多いといえるでしょう。

日本では、２００５年に、薬事法に基づき、補聴器販売に届け出の義務が必要になりましたが、それ以前は、誰でも補聴器を販売することができました。ですから、ときには集音器が補聴器として販売されていたこともあり、補聴器全般に対する信頼が低くなったのではないでしょうか。

私は、補聴器を積極的に勧めているわけではありません。

なぜなら、そうした器具に頼り、自分の体を改善しようとしなくなると、難聴は悪化する一方だからです。

しかし、どうしても聞こえが悪いと困る状況があることも理解できます。

もしも補聴器を購入するのであれば、通信販売や電器店などではなく、認定された補聴器専門店で購入することをお勧めします。

また補聴器は、お店にいけばすぐに、自分にピッタリ合うものが見つかるわけではありません。**その人がどの周波数の音が聞き取りにくいのか、どの程度、雑音を抑えたほうがいいのか、綿密な調整が必要になります。**

そして、購入したあとも日常生活の聞こえの状況に合わせて、調整を繰り返すことで、自分に合った補聴器ができあがるのです。

エピローグ

聞こえたことで、自信や希望を取り戻せた人たちがいます

「本当に聞こえるなんて、生きていてよかった……」

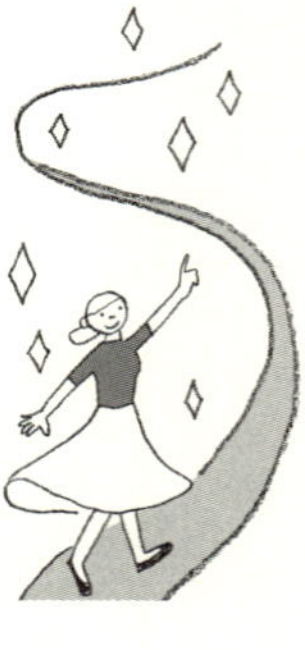

60代のこの患者さんは、13年間、聞こえづらいのを放置していました。
本人も家族も、「これ以上悪くなることはあっても、よくはならない」と近所の耳鼻咽喉科の医師にいわれ、半ばあきらめて、なにもしていなかった

のです。

「ダメもとで今野先生の治療をはじめてよかった」と大喜びしてくれました。

「また、子どもの声が聞けてうれしい」

40代の小学校の先生は、突発性難聴で生徒に質問されてもなんといっているのかわからず、いつも「質問がある人は紙に書いて」といっていました。

また、昼休みに子どもに話しかけられても聞き取れなくて困るため、逃げるように職員室にこもっていたのです。

子どもが大好きでなった先生という職業を、いつ辞めなければならないかと、日々憂うつだったそうです。

こうした患者さんの喜びの声を聞くたびに、私は聞く力の大切さを実感します。

そして、聞こえるようになったことで、人生に希望を取り戻し、笑顔でイキイキと話す人たちを見るのが、このうえない喜びです。

人と話し、聞いて、コミュニケーションができるのは、ひとえに音が聞こえるおかげです。

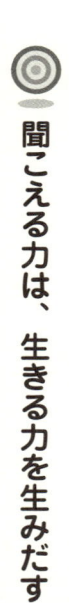

聞こえる力は、生きる力を生みだす

たった1分だけ時間を取って、試してみてほしいことがあります。

家でリラックスしているときや寝る前に、両手で両耳をふさいで、目を閉じ、静かな世界を味わってみてください。

1分経ったら、両手を離してみましょう。

すると、これまで当たり前に聞こえていた音が、まるで別の音のように新鮮に耳に飛び込んでくるはずです。そして、聞こえることのありがたさが実感できるでしょう。

聞こえる力は生きる力です。

私は今でも、母親が亡くなる前日に、私の手を握《にぎ》ってささやいた、

「今まで生きていてよかった、ありがとう」

この言葉が耳から離れません。

聞こえることのありがたさに感謝しながら、こうした日々の記憶に残る音や言葉を積み重ねていく。

それが、人生の困難も喜びに変えて、「また、明日もがんばろう」という力強い生きる力につながるのではないでしょうか。

本書を手にしてくださったあなたの健康を、心より願っています。

本書は、本文庫のために書き下ろされたものです。

今野清志（こんの・せいし）

1953年宮城県生まれ。日本リバース院長。目と耳の美容室院長。目と耳の美容学院学院長。

中央大学法学部卒業後、慈恵医大アイソトープ科にて医学を学ぶ。当時日本初のRIの血液検査を紹介するかたわら、予防医学の重要性に気づき、薬を使わない治療法の確立を目指すようになる。その後、中国北京国際針灸倍訓中心結業・中国中医研究院で研修などを行なう。30代から、東中野、赤羽、銀座、日本橋などに整体治療院を開業。

2001年に確立した独自のメソッドで、50000人以上の視力を回復させたほか、難聴などにおいても30000人以上の治療を行なってきた。参加者50人全員の視力があがった視力回復セミナーは、雑誌でも話題に。

現在、日本橋茅場町本院と東中野分院を開業。著書にベストセラーとなった『目がよくなって心も体も超スッキリ！』（三笠書房《王様文庫》）、『目は1分でよくなる！』（自由国民社）などがある。

知的生きかた文庫

血流《けつりゅう》を改善《かいぜん》すると
たった1分《ぶん》で耳《みみ》がよくなる！

著者　今野《こんの》清志《せいし》
発行者　押鐘太陽
発行所　株式会社三笠書房
〒一〇二−〇〇七二　東京都千代田区飯田橋三−三−一
電話〇三−五二二六−五七三四〈営業部〉
〇三−五二二六−五七三一〈編集部〉
http://www.mikasashobo.co.jp
印刷　誠宏印刷
製本　若林製本工場

ISBN978-4-8379-8423-8 C0130

王様文庫

たった1分

目がよくなって心も体も超スッキリ！

日本リバース 院長
今野清志

0.2から1.5までアップも！ カンタン視力回復法

目は必ず、よみがえる！

近視
老眼
緑内障
白内障
ドライアイ

気持ちよくて、お金も時間もかからない！
いいことずくめの超健康法！

◎大反響の**タッピング法**
◎肌まで輝く**シェイク法**
◎「イタ気持ちいい」！ **ツボ指圧法**
◎目の柔軟性がよみがえる**さすり法**
◎脳の集中力が高まって見える！ **望遠法**……

遠くも、近くも、ハッキリ！
——この快感をあなたに！

K10046